Voegeli

Die rheumatischen Erkrankungen

# Die rheumatischen Erkrankungen

## ihre rationelle Behandlung und Heilung

Von Dr. med. Adolf Voegeli

Mit einem Beitrag von Dr. med. O. Henn
*Chefarzt der Gasteiner Heilstollen G.m.b.H.*

6. Auflage

HAUG

Karl F. Haug Verlag · Heidelberg

**CIP-Titelaufnahme der Deutschen Bibliothek**

**Voegeli, Adolf:**
Die rheumatischen Erkrankungen: ihre rationelle Behandlung u. Heilung / von Adolf Voegeli. Mit e. Beitr. von O. Henn. – 6. Aufl. – Heidelberg: Haug, 1988
ISBN 3-7760-0337-5



3. Auflage 1979 Karl F. Haug Verlag, Heidelberg
4. Auflage 1981
5. Auflage 1984
6. Auflage 1988

Verlags-Nr. 8864 · Titel-Nr. 1337 · ISBN 3-7760-0337-5

Gesamtherstellung: Druckerei Heinrich Schreck KG, 6735 Maikammer

# Inhalt

# Einführung

Hiermit übergebe ich diese Arbeit über die rheumatischen Krankheiten der Öffentlichkeit in der Hoffnung, daß sie den schwergeplagten Kranken, welche durch diesen Krankheitskomplex oft in der Blüte ihrer Jahre zu Halbinvaliden werden, dadurch nützlich sein werde, daß die hier niedergelegten Vorschriften, welche auf 15 Jahren negativer Erfahrung mit der Schulmedizin und auf 20 Jahren positiver Erfahrungen mit der Homöopathie beruhen, mehr und mehr Allgemeingut der Ärzteschaft werden mögen.

Auf Grund von Beobachtungen an mehr als zehntausend Rheumatikern, sowie an mir selbst, kann ich versichern, daß bei genauer und verständnisvoller Befolgung der folgenden Anleitungen dem Rheumatiker das Maximum von möglicher Hilfe zuteil wird, daß ein großer Teil dieser Kranken g e h e i l t und ein weiterer erheblicher Prozentsatz soweit gebessert wird, daß die Besserung p r a k t i s c h einer Heilung gleichkommt, daß endlich das Erreichte von Dauer ist, zumal wenn in schwereren Fällen in der Folge ab und zu noch etwas nachgeholfen wird, — auch dies aber stets nach der hier skizzierten Methodik. Fälle, in denen die Behandlung überhaupt nichts nützt, sind mir kaum vorgekommen. Etwas wird immer erreicht und ich kann versichern, daß der Prozentsatz derjenigen Patienten, die keiner Heilung nahe gebracht werden, ein äußerst kleiner ist, meiner Schätzung nach nicht mehr als 5—6%.

Man wird vielleicht einwenden, daß die als Ergänzungskur angegebene Balneotherapie viel Zeit erfordere und kostspielig sei. Dem muß ich widersprechen. Diese Kuren können unter geringem Zeitverlust und mit mäßigen Geldmitteln durchgeführt werden, sofern nur der Patient richtig beraten wird und nicht zu anspruchsvoll ist, so daß er also in die ihm dienlichen Bäder geht, gleichgültig ob es ihm bequem sei oder nicht, und die Kur lege artis durchführt. Im Verhältnis zur Tuberkulosebehandlung und zu allem, was heute mit ungeheuren Geldmitteln in den modernen Kliniken an den Patienten herumtherapiert wird, ist das, was im Folgenden verlangt wird, nur geringfügig. Dies muß mit allem Nachdruck betont werden. Selbstverständlich ist, daß gute Resultate nur erreicht werden können, wenn der Rheumatismus noch nicht zu massiven Gelenkdestruktionen geführt hat und wenn noch keine größeren chirurgischen Eingriffe, wie Plastiken, künstliche Gelenkköpfe usw., stattgefunden haben. Aber auch dann kann man oft noch helfen, wenn auch weniger radikal, nur ist dann die Prognose weniger gut.

Der klassische Homöopath könnte den Einwand erheben, daß die Darstellung der Homöotherapie auf Grund von Krankheitsformen dem Wesen der Homöopathie nicht entspreche, weil jeder Patient als Sonderfall betrachtet und demnach als Individuum behandelt werden müsse, gleichgültig um welche Krankheitsform es sich handle. Ich bin der Erste, der dies unterschreibt und ständig lehrt.

Dennoch hat auch eine Darstellung wie die folgende ihre Berechtigung, wenn man nur an das obengenannte Prinzip ständig denkt und es befolgt. Den obigen Einwand habe ich bereits widerlegt in meinem Büchlein „Die korrekte homöopathische Behandlung in der täglichen Praxis", weshalb ich mich hier kurz fassen kann.

Es ist klar, daß der Arzt die Homöopathie nur begreifen und erlernen kann, wenn er zu Beginn jeden Fall lege artis repertorisiert, denn nur dann gewinnt er das Verständnis, das zum tieferen Begreifen der Homöopathie notwendig ist, und auch nur unter dieser Bedingung kann er das richtige Mittel finden. Hat er aber einmal einige Jahre diese Technik geübt, so kann er ein abgekürztes Verfahren anwenden und hierfür wird ihm eine umfassende Mittelkenntnis sehr zugute kommen.

Nun sind aber die Arzneimittelbilder viel zu symptomenreich, als daß man dieselben auswendig lernen könnte. Betrachtet man jedoch die Mittel abwechselnd unter den verschiedensten Gesichtspunkten, z. B. einmal unter demjenigen des Rheumatismus, dann unter demjenigen der Magen- und Darmsymptome, der Leberstörungen oder der psychischen Abnormitäten, dann gewinnt man aus diesen Einzelbetrachtungen heraus, die viel leichter zu assimilieren sind, allmählich ein vollständiges Bild dessen, was ein Mittel am menschlichen Organismus bewerkstelligen kann, indem sich diese verschiedenen Aspekte des Mittels allmählich zu einem Ganzen zusammensetzen.

In diesem Sinne ist diese Darstellung aufzufassen, keineswegs als Einbruch in die Prinzipien der wahren Homöopathie, welche stets individualistisch ist, die also das Individuum als Erzeuger seiner ihm ganz spezifischen Krankheiten betrachtet, nicht aber die Krankheiten als solche, d. h. als Einheiten, was sie nicht sind, obwohl sie die Schulmedizin so auffaßt.

Es ist hier nicht der Ort, dieses Prinzip und die aus ihm hervorgehenden prinzipiellen Verschiedenheiten unserer Methodik gegenüber der Schule darzulegen; das ist an anderer Stelle geschehen. Außerdem sind Worte meist zu schwach, um dem in der Schule erzogenen Arzt, der nie in seinem Leben etwas anderes gehört hat, das Wesen der Homöopathie theoretisch klar zu machen. Nur die eigene Erfahrung mit der homöopathischen Therapie erleuchtet den Arzt nach und nach, sofern er gut beobachtet und intelligent genug ist, um aus den Beobachtungen durch selbständiges Denken die richtigen Schlüsse zu ziehen.

Mancher wird vielleicht versuchen, die nachstehende Therapie anzuwenden, obwohl er noch den schulmedizinischen Prinzipien verhaftet ist. Es wird nicht wenige geben, die trotzdem auch in der Homöopathie einiges leisten können. Wer aber ein Meister der Heilkunst werden will, der muß sich das eben Gesagte ständig vor Augen halten, denn er wird es nicht eher werden, als bis er alle Prinzipien der Homöopathie durch *eigene* Erfahrung assimiliert und begriffen hat. Erst dann wird er aus der Tiefe heraus verstehen, was es heißt, einen kranken Menschen gesund zu machen, und er wird über manches lächeln, was heute offiziell mit riesigem Aufwand und mit ungeheurer Propaganda als höchste Errungenschaft der Medizin ausposaunt wird.

Was die Anordnung des Stoffes betrifft, so ergibt sich dieselbe aus dem Inhaltsverzeichnis. Beizufügen ist lediglich, daß die Mittel nicht in alphabetischer Reihenfolge angeführt sind, sondern unter Berücksichtigung ihrer Häufigkeit in absteigender Linie und ihrer physiologischen Reihenfolge, sofern bei einer Krankheit mehrere Mittel nacheinander angezeigt sind. Es versteht sich von selbst, daß ein solches Prinzip nur annähernd durchgeführt werden kann, indem sowohl die Häufigkeit, mit der ein Mittel zur Anwendung kommt, als auch die Reihenfolge der Mittel sehr relativ sind. Trotzdem wird man gut tun, in Fällen, wo zwei Mittel in Frage kommen, zunächst das in der Reihe vorangehende zu verordnen und erst nachher das folgende. Dies gilt besonders für die antipsorischen Mittel.

Zwecks leichteren Auffindens der Mittel wurde dem Buche noch ein alphabetisches Register der Mittel beigegeben, wodurch der Nachteil der nichtalphabetischen Reihenfolge kompensiert wird.

Die Ausstattung wurde so durchgeführt, daß bei jedem Mittel Platz für persönliche Eintragungen gelassen wurde (Ergänzungen, eigene Beobachtungen usw.), wodurch jeder Therapeut das Büchlein noch vervollständigen und ihm seine persönliche Note beigeben kann.

Es bleibt mir nur noch übrig, meinem Mitarbeiter R. Roemer für seine wertvolle Mithilfe am Kurs und für die von ihm verfaßten Mittelbilder zu danken, ferner Herrn Dr. O. Henn[1]) für seinen Beitrag über die Therapie in Böckstein und Gastein und nicht zuletzt meinem Verleger Herrn Karl F. Haug für die Mühe und den tatkräftigen Einsatz, womit er der Homöopathie unschätzbare Dienste leistet.

Das Buch verdankt seine Entstehung einem Kursus; es erhebt keinen Anspruch auf Vollständigkeit, und einige Unzulänglichkeiten wird der gutwillige Leser dem Verfasser nachsehen, indem letztere durch die auf Überbürdung mit Arbeit beruhende Zeitnot bedingt sind.

---

[1]) Herr Dr. Henn hat das Manuskript des Buches nicht durchgelesen; er braucht also mit meinen Ansichten nicht notwendigerweise einig zu gehen, sondern er ist nur für seinen eigenen Beitrag verantwortlich.

# I.

## Definition der rheumatischen Erkrankungen

Die rheumatischen Affektionen (ich werde in Zukunft meistens der Kürze halber nur von Rheumatismus sprechen, obwohl das nur ein populärer Ausdruck ist) sind polyforme, sehr verschiedenartige und variable Affektionen, die schwer zu definieren sind. Wenn wir Homöopathen im allgemeinen der Auffassung sind, daß Krankheitsnamen absolut ungenügend sind — weder um das Wesen eines Kranheitszustandes zu bezeichnen, noch um das Heilmittel aufzufinden —, so gilt dies in ganz besonderem Maße für den Rheumatismus. Denn hier handelt es sich um Krankheitsvorgänge, welche zahlreiche, ja wohl fast alle Organe des Körpers befallen können und welche die verschiedenartigsten subjektiven Beschwerden und objektiven Zeichen an diesen Organen hervorzurufen imstande sind. Auch der Verlauf und die Prognose dieser Erkrankungen sind außerordentlich verschieden. Es gibt Patienten, die fast während ihres ganzen Lebens an Rheumatismus leiden, ohne daß ernstliche Organschäden auftreten, selbst im hohen Alter nicht, abgesehen von den Schmerzen und anderen subjektiven Unzukömmlichkeiten. Andere Kranke gibt es wieder, die über Nacht von dieser Krankheit zu Invaliden gemacht werden. Ich werde einen solchen Fall später noch schildern. Wir haben also angesichts dieser Polymorphie gewisse Schwierigkeiten, zu definieren, was wir unter Rheumatismus verstehen. Die Definition, die wir geben werden, ist — was ich gleich vorwegnehmen möchte — eine Definition auf Grund einer Übereinkunft, also eine k o n v e n t i o n e l l e. Aber sie ist die einzig mögliche und auch die einzig praktische, weil wir auf Grund dieser Übereinkunft alle wissen, was wir unter diesem Sammelnamen zu verstehen haben. Ich würde die Definition zunächst folgendermaßen abfassen: Rheumatische Krankheiten sind alle Affektionen, welche mit Schmerzen, Entzündungen und gewissen proliferativen oder degenerativen Veränderungen im Bewegungsapparat oder in den Nervensträngen einhergehen, mit Ausschluß der eigentlichen massiven Infektionen.

Frühere Schulen haben den Begriff des Rheumas viel weiter gefaßt. So haben vor allem die Alten, HIPPOKRATES, PARACELSUS, aber auch noch HAHNEMANN, JAHR u. a. m., gesprochen von einer „Kopfgicht", worunter sie gewisse Arten von Migräneanfällen verstanden, dann von einer „rheumatischen Iritis", — eine Bezeichnung, welche jetzt die Schulmedizin wieder aufgenommen hat; ferner gab es eine „Magen- und Darmgicht", wobei unter Gicht nicht das zu verstehen ist, was wir uns heute darunter vorstellen, nämlich Stoffwechselstörungen des Harnsäurehaushaltes, sondern Gicht war mehr oder weniger ein Synonym für Rheuma. Kopf-, Magen-, Darmgicht usw. war also der Rheumatismus, der im Kopf, im Magen oder im Darm sitzt. Daß man mit einer solchen Auffassung nicht fehlgeht, das wissen wir Homöopathen sehr wohl, machen wir ja bei unseren Beobachtungen der Mittelwirkungen die Erfahrung, daß tatsächlich gewisse Störungen der inneren Organe gar nichts anderes sind als eben r h e u m a t i s c h e Affektionen, wie sie dem Schulmediziner nur vom Bewegungsapparat her geläufig sind.

Beobachtungen, welche diese Auffassung stützen, sind folgende: Erstens kennen wir einen alternierenden Rheumatismus, z. B. Fälle, wo der Rheumatismus zeitweise in den Gelenken auftritt, dann hört er plötzlich auf in den Gelenken und der Magen fängt an zu schmerzen und zu streiken. Diese alternierende Lokalisation spricht dafür, daß es sich hier um dasselbe krankhafte Geschehen handelt, nur daß in einem Fall eben der Magen reagiert und im anderen Falle der Bewegungsapparat.

Dann kennen wir auch Fälle des R ü c k s c h l a g e s rheumatischer Erkrankungen, welche wir durch rein äußerliche Unterdrükkungstherapie aus den Gelenken oder dem Bewegungsapparat auf innere Organe getrieben haben. Wir beobachten nicht selten nach intensiven Massagekuren, daß zwar die Störungen des Bewegungsapparates sich bessern, daß danach aber Verdauungsbeschwerden auftreten. Oft sieht man das auch während und nach Badekuren, ja, das geht soweit, daß die Mehrzahl der Rheumatiker, welche Badekuren machen, es nachher eine Zeitlang mit dem Magen zu tun bekommen. Oft liegt während der ganzen Badekur der Appetit darnieder, die Patienten bekommen Magenschmerzen, Durchfälle, Kopfweh und andere Unpäßlichkeiten, Erscheinungen, die allerdings nach einigen Wochen oder Monaten meist zurückgehen.

Mitunter kommt es aber zu noch merkwürdigeren rheumatischen Reaktionen, z. B. der Iris (sog. Iridocyclitis), und wahrscheinlich gehören auch gewisse Asthmaformen, zahlreiche Hautausschläge (z. B. gewisse Fälle von Urticaria) streng genommen zum Rheumatismus. Wir verfügen auch über Mittelbilder, die typisch das alternierende Auftreten des Rheumatismus einerseits im Gelenk- und Bewegungsapparat und andererseits in den inneren Organen widerspiegeln, so vor allem *Abrotanum* und *Kaliumbichromat,* welche Mittel hierfür besonders bekannt sind.

# II.

# Auslösende Ursachen des Rheumatismus

Die Ätiologie des Rheumatismus, wenn wir überhaupt im klinischen Sinne von einer Ätiologie sprechen können, war lange vollständig unbekannt. Erst in den 20er Jahren unseres Jahrhunderts ist es dem Amerikaner ROSENOW als erstem gelungen, etwas Licht in das Dunkel der rheumatischen Ätiologie zu bringen. Er machte zahlreiche Versuche an Tieren, deren Zahnwurzeln infiziert worden waren, und konnte dann feststellen, daß diese Tiere, hauptsächlich Kaninchen, nach einiger Zeit Schmerzen, Schwellungen und Knötchenbildungen in den Muskeln, Gelenken usw., d. h. rheumatische Erscheinungen bekamen. Er zog ihnen dann die Zähne aus, machte Kulturen aus dem Gewebe der Wurzelspitzen, spritzte diese Kulturen anderen Tieren ein und konnte bei den Geimpften oft ebenfalls rheumatische Erscheinungen hervorrufen. Wie steht es nun mit diesen Beobachtungen? Konnten sie bestätigt werden oder nicht? Zunächst ein paar Fälle aus meiner eigenen Praxis.

**Fall 1:** Vor etwa 30 Jahren kam eine noch jüngere Patientin zu mir, die infolge ihres Rheumatismus vollständig invalide geworden war. Sie hatte sich einige Jahre vorher die Zähne behandeln lassen, d. h. es wurden etwa 25 Zähne devitalisiert und die Wurzelkanäle gefüllt. Kurze Zeit darauf machte sie eine Schwangerschaft durch und nach der Schwangerschaft kam es dann zu einer bösartigen Polyarthritis chronica, welche allmählich fast alle Gelenke ergriff. Sie begab sich in Behandlung, und weil das Leiden kurz nach der Schwangerschaft aufgetreten war, diagnostizierten die Ärzte, vor allem ein Endokrinologe von Weltruf, eine Polyarthritis endokrinen Ursprungs. Die Patientin wurde dann etwa 2 Jahre lang mit Hormonen behandelt, ohne jeden Erfolg; im Gegenteil — das Leiden schritt verheerend weiter. Schließlich wurde auch der Allgemeinzustand in Mitleidenschaft gezogen; es traten Fieberperioden und schwere Abmagerung auf. Mit der Zeit wurde die Patientin geradezu septisch, hatte Fieber bis zu 39,5 $^0$, und als man sie zu mir brachte, war sie — man kann wohl sagen — dem Tode nahe. Ich war damals noch nicht Homöopath, hatte mich aber schon als Radiologe für den Rheumatismus interessiert, weil ich selber unter dieser Krankheit litt. Kurz vor dem Eintreffen der obgenannten Patientin hatte ich die ROSENOWschen Arbeiten gelesen und sagte der Patientin in Anbetracht der röntgenologisch festgestellten 22 Wurzelgranulome folgendes: „Normalerweise wäre da nichts mehr zu machen, aber es sind in der letzten Zeit neuere Arbeiten herausgekommen, die führen den Rheumatismus auf Zahnwurzelinfektionen zurück. Wollen wir einen Versuch mit der Extraktion ihrer Zähne machen?" Sie war sofort damit einverstanden. Das war nun aber schneller gesagt als getan, denn als ich sie zum Zahnarzt schickte, einem guten Freunde, rief dieser mich an und sagte: „Du hast ja immer ein bischen kühne Ideen gehabt, doch bis jetzt habe ich dich noch nicht für ganz verrückt gehalten; aber die Idee, einen Rheumatiker zu heilen, indem man ihm die Zähne auszieht, das erinnert mich an einen alten Bader-Witz, den ich mal in den Fliegenden Blättern gelesen habe." Aber ich ließ nicht locker, und nachdem mir der Zahnarzt das Zugeständnis abgeknöpft hatte, die 4 scheinbar noch gesunden Zähne stehen lassen zu dürfen, führte er kopfschüttelnd die Operation aus. Ihre Wirkung ist kaum zu beschreiben. Die Patientin, die am Tage vorher noch fast 40 ⁰ Fieber gehabt hatte und mit ihrer septischen abschilfernden Haut und bis zum Sketett abgemagert wie eine dem Tode Geweihte im Bett gelegen hatte, erholte sich rasch. Schon nach 2 Tagen hatte sie wieder eine gute Hautfarbe, das Fieber war verschwunden, und man hatte den Eindruck, die Krankheit sei gebrochen. Es ging dann allerdings doch nicht ganz so glatt, sondern nach einigen Wochen kam es — ich kann mir nicht erklären wieso — wieder zu einer Verschlechterung, worauf wir die restlichen vier Zähne auch noch extrahierten. Nun war die Krankheit vorbei. Vorbei aber waren natürlich nicht deren Folgen, weil die Gelenke größtenteils zerstört waren und blieben. So konnte die Patientin z. B. die Schultergelenke nur etwa um 10 ⁰ bewegen; ferner hatte sie einen schweren Hydrops am rechten Kniegelenk gehabt, und als dieser dann zurückging, konnte man den Unterschenkel wie einen Glockenschwengel nach allen Seiten bewegen, da die Bänder gewaltig überdehnt waren. Es wurde eine Arthrodese notwendig zur Versteifung usw. Aber die Krankheit, d. h. der Prozeß, welcher das pathologische Geschehen unterhielt, war behoben, — die Krankheit war geheilt. Die Folgen der Krankheit sind natürlich schwer gewesen, aber die Patientin konnte nachher doch wieder einigermaßen gehen und war ziemlich befriedigt über das Resultat der Behandlung. Zweifellos waren in diesem Falle die Zahnwurzelinfektionen die Ursache des Rheumatismus gewesen.

**Fall 2:** Dieser Patient hatte seit seinem 18. Lebensjahr an einer Arthritis der unteren Lendenwirbelsäule und der Iliosacral-Gelenke gelitten mit gelegentlicher Beteiligung auch anderer Gelenke. Alle möglichen Behandlungsarten und Badekuren, denen er sich im Laufe der Zeit unterworfen hatte, waren vergeblich gewesen. Man hatte ihm im 13. Jahr 4 Zähne devitalisiert und nach 17jährigem Leiden, als er etwa 35 Jahre alt war, schickte ich ihn als zweiten Patienten zum oben genannten Zahnarzt mit dem Ersuchen, die Zähne zu röntgen und eventuell zu extrahieren. Sein Bescheid war folgender: „Das letzte Mal war es ja wenigsten eine sichere Infektion, aber dieser Mann hat ja fast nichts." Ein einziger Zahn (der 1. rechte obere Schneidezahn) war ein wenig empfindlich auf Beklopfen, aber es war röntgenologisch kein Granulom zu sehen. Die anderen 3 devitalisierten Zähne schienen nach dem Röntgenbild ebenfalls ganz gesund zu sein. Ich empfahl trotzdem, zunächst den druckempfindlichen Zahn aufzumachen. Dessen Eröffnung war sehr schwierig, weil die Wurzel korkzieherartig gewunden und dazu bereits vor 22 Jahren mit einer ziemlich harten Paste gefüllt worden war. Der Zahnarzt war zum Glück ein außerordentlich geschickter Mann und konnte schließlich zur Wurzelspitze vordringen. Der Patient hat mir dann gesagt: „Als ich vom Stuhl hinunterging, habe ich nichts mehr von meinen Schmerzen gespürt, welche mich 17 Jahre gepeinigt hatten." So blieb es nahezu 8 Monate lang. Allerdings ist der Verlauf auch nicht ganz so glatt gewesen, denn nachdem man nun diesen Zahn ½ Jahr lang — unter monatlichem Wechsel der Asphalindochte — offen gehalten hatte und die Beschwerden nicht wieder aufgetreten waren, hielten wir den Patienten für geheilt und machten den Zahn wieder zu. Die Behandlung mit Asphalindochten halte ich, nebenbeigesagt, nach meinen Erfahrungen für das Beste. Man darf aber das Asphalin nicht an die Spitze des Dochtes geben, sondern nur ungefähr bis zu dessen Mitte. Dann wird der Docht in den Wurzelkanal hineingeschoben. Wenn man im Zweifel ist, ob der Zahn mit dem Rheumatismus etwas zu tun hat oder nicht, empfehle ich dieses Verfahren ganz besonders. Man kann dann diesen Docht das erste Mal 3 Wochen, später 1 Monat, schließlich sogar 2 bis 3 Monate lang drin belassen. Verschwinden die Beschwerden, dann ist der Zahn ursächlich am Rheuma beteiligt und muß raus, denn es gibt k e i n e Möglichkeit, einen solchen Zahn zu retten. Wenn man ihn nämlich wieder zumacht, so tritt das Rheuma wieder auf u. zw. meist schlimmer als vorher. Und eröffnet man die Pulpa dann zum zweiten Mal, dann gehen die Beschwerden viel weniger schnell zurück oder manchmal überhaupt nicht mehr. Und so war es auch bei dem oben erwähnten Patienten. Als man ihm den Zahn wieder zumachte, bekam er 2 Monate später schlimmere Schmerzen, als er je zuvor gehabt hatte, und sagte zu mir, wenn er das noch weiter ertragen müsse, schieße er sich eine Kugel durch den Kopf. Jetzt habe er mal ½ Jahr lang gesehen, wie angenehm das Leben sei, wenn einem nicht ständig die Knochen weh täten und man sich mühelos bücken und drehen könne; nun halte er die neuerdings aufgetretenen und noch stärkeren Schmerzen nicht mehr aus. So machten wir die Pulpa zum zweiten Mal auf, aber der Bohrer geriet auf Abwege und es kam zu einer Perforation. Schon am Abend bekam der Patient starke Schmerzen, also einen Zahnabsceß. Sobald diese Infektion richtig entwickelt war, legten sich die Schmerzen vollständig. Alle Gelenke wurden beweglich, wie wenn sie geschmiert geworden wären. Aber als diese aufgepfropfte Zahninfektion vorbei war, da waren auch die Schmerzen wieder da. Ganz merkwürdig, es ist als ob durch die frische akute Infektion (durch deren Leukocytenwall wahrscheinlich) die alte abgekapselt worden wäre, sodaß die Toxine des alten Herdes nicht mehr in den Körper hinein gelangen konnten. Ja, es war ganz auffallend, daß der Patient sich während der akuten Infektion viel beweglicher und wohler fühlte als vorher, während nur der Docht drin war. Als die Infektion abgeklungen war, mußte man natürlich den Zahn ausziehen und da ist dem Zahnarzt das Mißgeschick passiert, daß die Wurzel abbrach. Das ist auch ein häufiger und schwerer Nachteil der devitalisierten Zähne, indem offenbar deren Wurzeln allmählich porös werden, so daß man sie dann oft nicht mehr ganz extrahieren kann. Je älter die Patienten sind, desto schlimmer ist es. Solange bei unseren Patienten die Wurzel drin stak, hatte er noch sehr zu leiden unter dem Rheumatismus. Als es aber nach 1 Monat gelang, die Wurzel zu extrahieren, bekam er nur noch einmal einen ganz heftigen Anfall, worauf er 10 Jahre lang nie wieder etwas mit diesem Rheumatismus zu tun hatte.

Aber nach 10 Jahren mußte man ihm wieder einen Zahn devitalisieren. Da traten nach ½ Jahr wieder rheumatische Erscheinungen auf. Auf Eröffnung der Wurzel wieder Ruhe. Nach Schließen der Wurzel Wiederauftreten der Beschwerden. Jede konservative Behandlung war neuerdings erfolglos, so daß auch dieser Zahn extrahiert werden mußte. Erst dann ging es ihm wieder gut.

Längere Zeit nachher mußte man aber wieder einen Zahn devitalisieren, um einen Brückenpfeiler zu gewinnen, und da trat der Rheumatismus wieder auf, um zunächst monatelang jeder Behandlung zu trotzen, aber auf Extraktion zu verschwinden.

Das ist also ein Fall, wo m e h r m a l s einige Zeit nach dem Devitalisieren eines Zahnes der Rheumatismus auftrat und wieder verschwand, wenn man für Abfluß des Sekretes sorgte und desinfizierte.

Nach Extraktion der Zähne dauert es aber meist viel länger, bis das Rheuma zurückgeht. Warum das so ist, weiß ich nicht; vielleicht hängt es mit dem Trauma der Extraktion zusammen, während nach dem bloßen Eröffnen der Wurzel der rheumatische Schmerz oft sehr rasch abklingt. Ähnliche Beobachtungen habe ich nicht nur bei diesen beiden, sondern bei einer ganzen Reihe anderer Patienten (mehreren Dutzend) gemacht; dies spricht also dafür, daß Rosenow doch größtenteils recht hat. In anderen Ländern sind diese Versuche nachgeprüft worden, z. T. selbstständig mit anderen Versuchsanordnungen, und in Deutschland ist es hauptsächlich Paessler gewesen, der hier gute Arbeit geleistet hat. Diese Nachprüfer sind mehr oder weniger auch zu den gleichen Schlüssen gekommen.

Zurückkommend auf die Zahnwurzelherde können wir also sagen, daß deren ursächliche Beteiligung am Zustandekommen der rheumatischen Erkrankungen im Tierversuch und durch die Erfahrung am Kranken erwiesen ist. Gestützt auf diese Erkenntnisse hat in Amerika, wo der medizinische Radikalismus besondere Triumphe feiert, alsbald ein Kreuzzug gegen die devitalisierten Zähne eingesetzt und es wurden Kieferausräumungen in größtem Stil und Umfang durchgeführt. Die Erfolge in bezug auf die Ausrottung des Rheumatismus standen allerdings in einem ganz frappanten Mißverhältnis zu den Erwartungen, indem alle Statistiken sowohl in Amerika als auch in den anderen Ländern (wenn man von den allerersten Statistiken absieht, welche offenbar durch den anfänglichen Enthusiasmus etwas beeinflußt waren) nur von 1,5% bis höchstens 3% Heilungen nach radikaler Kiefersanierung berichten können.

Das ist natürlich bitterwenig und es stellte sich die Frage nach dem Warum?

Da muß zunächst darauf hingewiesen werden, daß die infizierten Wurzeln streuen, d. h. nach kürzerer oder längerer Zeit kommt es zu Metastasen der Bakterien in anderen Organen, vor allem in den Gallenwegen, der Gallenblase, in den Knochen, subperiostal, in Nieren, Nierenbecken, Prostata, Venen und wohl auch noch in anderen Organen. Von hier aus geht dann die Toxinproduktion und wohl gelegentlich auch die Dissemination der Bakterien in die Gelenke weiter. Die Zeit, welche verstreicht bis zur Metastasierung von den Zahnwurzeln in die anderen Organe, ist allerdings außerordentlich verschieden. Oftmals geschieht dies schon im 1. oder 2. Jahre, manchmal kann es, wie im Falle 2, mehr als 15 Jahre dauern, bis dieser Prozeß eintritt. Der Erfolg der Kiefersanierung hängt natürlich in erster Linie davon ab, ob schon eine Streuung stattgefunden hat oder nicht.

Die Verschiedenheit der Länge des Intervalls zwischen primärer Wurzelinfektion und Metastasierung hängt von verschiedenen Faktoren ab: erstens einmal von der Virulenz der Bakterien und zweitens von der individuellen Widerstandskraft des Organismus. Die Erfahrung zeigt auch, daß im allgemeinen die Streuung um so rascher stattfindet, je älter der Patient ist.

Mit dieser Streuung gehen aber meist noch andere Prozesse Hand in Hand.

Zunächst kommt es meist bald zu einem Absinken des Blutdrucks. Wir können fast bei allen Rheumatikern einen schwachen Blutdruck feststellen. Ein schwacher Blutdruck ist erfahrungsgemäß eine häufige Folgeerscheinung chronischer, oft ganz unscheinbarer, aber seit längerer Zeit bestehender Infektionen. Dieses Absinken des Blutdrucks beruht offenbar auf einer Funktionsbehinderung der Nebenniere durch die Bakterientoxine.

Die Tatsache, daß die Nebenniere in Mitleidenschaft gezogen wird, ist von allergrößter Bedeutung, weil nämlich, wenn diese Schädigung sehr weit gediehen ist, die Prognose bedeutend verschlechtert wird.

Wir können zwar meistens die ursächlichen Infektionsherde beseitigen und ebenso können wir auch die konstitutionellen, am Rheuma ursächlich beteiligten Faktoren homöopathisch angehen, aber eine zerstörte Nebenniere können wir nicht neu wiederherstellen. So kann man, wenn die rheumatische Affektion 20 und mehr Jahre lang gedauert hat, nicht mehr mit einem vollen Erfolg rechnen, selbst wenn wir alles beseitigen, was zu beseitigen ist, da eben die Nebenniere bereits so stark geschädigt worden ist, daß ihre Funktion nicht mehr genügt, um diese Stoffwechselstörung zu beseitigen, die als Endzustand der rheumatischen Krankheit zurückgeblieben ist.

Hierher gehört auch die Feststellung, daß gerade die Nebennierenextrakte, die heute gegen den Rheumatismus durchgehend verordnet werden, anerkanntermaßen die Nebenniere schädigen. Zahlreiche Versuche bestätigen dies und ein bekannter Rheumatologe, Dr. O. Henn vom Physiologischen Institut der Universität Innsbruck, der in Gastein und im Radiumstollen von Böckstein umfangreiche Studien gemacht hat, wendet sich scharf gegen den therapeutischen Gebrauch der Nebennierenextrakte.

Eine weitere Frage ist, ob andere Foci, außer den Zahnwurzelgranulomen, ebenfalls rheumatische Erkrankungen hervorrufen können.

Es wurde von mehreren Autoren behauptet, daß auch Herde in den Tonsillen Anlaß zu rheumatischen Erkrankungen geben könnten und im Vertrauen auf diese Angaben schreitet man heute oftmals zur Tonsillektomie in der Hoffnung, damit die Ursache einer Arthritis usw. beseitigen zu können.

Nach meinen Erfahrungen kann auch ich bestätigen, daß tatsächlich in Fällen akuter Polyarthritis, insbesondere bei rezidivierenden Formen, mit der Entfernung der Tonsillen die Krankheit bekämpft werden kann. Hingegen habe ich in 35 Jahren keinen einzigen Fall von chronischem oder degenerativem Rheumatismus gesehen, wo die Tonsillektomie auch nur das geringste genützt hätte, weshalb ich also die Annahme einer ursächlichen Bedeutung der angeblichen Tonsillenfoci für den chronischen Rheumatismus ablehnen muß.

Der Grund liegt offenbar darin, daß es sich beim Tonsillenfocus um einen Focus im lebenden Gewebe handelt, während die Herde der devitalisierten Zahnwurzeln im abgetöteten Gewebe sitzen. Im ersten Fall verfügt der Organismus über Abwehrkräfte, welche er gegen den Herd verwerten kann, während er im zweiten Falle vollständig machtlos ist. Der Herd im toten Gewebe kann, ohne im geringsten von den Gegenmaßnahmen des Körpers behindert zu werden, seine Tätigkeit nach den ihm innewohnenden Gesetzen jahre- und jahrzehntelang entfalten und es scheint, daß nur in diesem Falle als Endresultat der chronischen Vergiftung mit Bakterientoxinen eine Nebennierenschädigung bzw. Allergie und schließlich die chronischen Rheumaformen entstehen können.

Haben wir einmal die Bedeutung der Infektionsherde im toten Gewebe erkannt, so drängt sich die Frage auf, ob nicht auch andere Fremdkörper, wie Seidenfäden, Schrauben, Klammern und andere Gegenstände, welche ja neuerdings bei allen möglichen Operationen in den Körper eingebracht werden und dort liegen bleiben, sich zu Foci entwickeln können. Diese Frage ist zum mindesten theoretisch zu bejahen, denn es ist kein Grund einzusehen, warum nicht auch andere tote Körper als nur die Zahnwurzeln ebenso ein Rheuma hervorrufen sollten, indem sie doch offenbar den gleichen Gesetzen unterliegen wie die devitalisierten Zähne.

Der Einwand, daß jenes eingebrachte Material steril sei, ist nicht maßgebend, denn es ist keineswegs immer steril, was ja schon der Umstand beweist, daß hier und da solche Seidenligaturen herauseitern, eben weil sie infiziert wurden. Und selbst wenn das Material ursprünglich wirklich steril war, so ist das Gewebe nicht immer steril im Momente der Operation, womit ohne weiteres die Infektionsmöglichkeit der verdächtigten Fremdkörper gegeben ist.

Dazu kommt noch, daß der Umstand, ob steril oder nicht im Moment der Operation, gar keine große Bedeutung hat, weil derartiges Material, auch wenn es ursprünglich steril war, im Laufe der Zeit durch vorübergehend im Blute kreisende Bakterien infiziert werden kann. Dies kann bei jeder Grippe, jeder Halsentzündung und überhaupt jeder Infektionskrankheit geschehen, indem dann solche, selbst spärlich ins Blut gelangte Krankheitserreger an dem Fremdmaterial hängen bleiben, sich dort einnisten und vermehren können, womit der Focus gegeben ist.

Dasselbe gilt auch von den devitalisierten Zahnwurzeln. Auch hier ist derselbe Einwand, d. h. daß man steril arbeite und dazu auch noch desinfiziere, durchaus nicht maßgebend. Selbst bei sterilem Arbeiten und trotz der Einbringung von Desinfektionsmitteln ist - wenn man die Sache auf weite Sicht betrachtet -, nicht viel getan. Das Desinfektionsmittel wird mit der Zeit resorbiert und verliert nach einigen Jahren seine Wirkung; zudem schädigt es auch das umliegende Gewebe, lähmt dessen Widerstandskraft und wirkt sich also nicht nur in positiver, sondern ebenso auch in negativer Weise aus, indem es eine Infektion sogar begünstigen kann. Tausendfache Erfahrung hat bewiesen, daß es eine dauerhafte Desinfektion innerhalb des lebenden Organismus durch Imprägnierung mit Desinfektionsmitteln überhaupt nicht gibt, ja, daß dadurch meistens das Gegenteil, nämlich Vorschubleistung für die Infektion, bewirkt wird. So muß also immer damit gerechnet werden, daß sich auch ursprünglich sterile Zahnwurzeln infolge von späteren Infektionskrankheiten nachträglich doch noch infizieren. und dann die Rolle eines Rheumafocus übernehmen können.

Auch der Einwand der Chirurgen, daß infizierte Fäden ja herauseitern, ist nicht stichhaltig. Das kann geschehen, muß aber durchaus nicht immer der Fall sein. Was mit dem Faden geschieht, hängt einmal vom Bakterienstamm ab, mit welchem er infiziert wird; ferner auch von den spezifischen Abwehrkräften des Organismus. Genau so wie infizierte Zahnwurzeln nur in seltenen Ausnahmefällen herauseitern, ist der letztere Prozeß auch bei den operativ eingebrachten Fremdkörpern nur eine Möglichkeit, ohne daß diese aber notwendigerweise die Regel zu sein brauchte.

Beweise dafür, daß bei Operationen eingebrachte Seidenfäden zu latenten Infektionsherden werden oder nicht, sind kaum zu erbringen, abgesehen von den hier gemachten theoretischen Bemerkungen. Denn es ist natürlich unmöglich, im Falle einer chronisch rheumatischen Erkrankung, welche einige Jahre nach einer durchgemachten Operation auftritt, die verdächtigen Seidenfäden aufzusuchen und zu entfernen. Trotz der Unmöglichkeit eines strikten Beweises glaube ich aber, daß dieser Frage Beachtung geschenkt werden muß. Dies könnte dadurch geschehen, daß man Operierte, welche später an Rheuma erkranken, aufs genaueste untersucht und alle jene Fälle sammelt, wo die rheumatische Erkrankung sicher nicht durch Zahnwurzelgranulome hervorgerufen wurde, d. h. daß man diejenigen rheumatischen Patienten zählt, welche keine devitalisierten Zähne besitzen. Durch Vergleichung der Prozentzahlen des Rheuma mit Freiheit von devitalisierten Zähnen bei Operierten und Nichtoperierten ließen sich dann doch ziemlich sichere Schlüsse ziehen.

Als man vor etwa 50 Jahren mit dem Devitalisieren der Zahnwurzeln begann, hat niemand geahnt, daß man damit wohl die Hälfte oder mehr unserer zivilisierten Menschen dem Siechtum überliefern würde (das Rheuma ist ja nur eine der vielen Möglichkeiten des Focalsiechtums), weswegen es m. E. durchaus nicht überflüssig, sondern im Gegenteil höchst notwendig erscheinen muß, auch jene andere Frage, d. h. jene der Möglichkeit der Focusbildung durch operativ eingebrachte Fremdkörper abzuklären. Müßte man in einem späteren Zeitpunkt einmal diese Frage bejahen, was ich für wahrscheinlich halte, so würde sich wieder einmal mehr das Janusgesicht unserer modernen Medizin zeigen, welche eben trotz mancher spektakulären Leistungen in ungeahnter und ungewollter Weise infolge ihres Eingreifens in den Mechanismus des Lebens zur Krankheitsbereiterin wird, indem unsere heutige medizinische Wissenschaft eben viele Spätwirkungen ihrer Eingriffe vollkommen ignoriert, ebenso wie dies der Zahnheilkunde passiert ist.

Jedenfalls: das kann man heute schon sagen, daß die Devitalisierung der Zähne unter allen Umständen wegen der regelmäßigen Spätfolgen verurteilt werden muß, und wenn dieser gefährliche Unfug nicht von selbst aufhört, so wären Gesetze am Platz, welche dies absolut verbieten oder doch die Zahnärzte verantwortlich machen sollten für die oben erwähnten Spätschädigungen, wodurch ja ohne weiteres dem Weiterbestehen dieser „Therapie“ ein Riegel vorgeschoben wäre. Ohne eine solche drastische Maßnahme wird man kaum auskommen, denn die Versuchung, Zähne auch um den Preis der Devitalisation zu erhalten, ist eben zu groß, zumal in den meisten Fällen Zahnarzt und Patient der gleichen Meinung sind, außer denjenigen, welche die schädlichen Folgen dieser Methode an sich selbst erfahren haben.

# III.

## Endogene Faktoren

Wenn auch die ursächliche Bedeutung der Zahnwurzelinfektionen für den Rheumatismus unzweifelhaft feststeht, so wäre es doch ein Fehler, diesem Faktor die alleinige Ursache für das Rheuma zuzuschreiben. Leider wird dieser Fehler in der Schulmedizin immer wieder begangen: sobald man einen ursächlichen Faktor entdeckt, schwört man darauf, daß dies der einzige Faktor sei, und es setzt dann ein Wüten gegen diesen vermeintlich einzig Schuldigen ein, wobei sozusagen immer das Ziel nicht nur nicht erreicht wird, sondern sehr häufig der Patient durch die einseitige Therapie auch noch zu Schaden kommt. Als Beispiel wäre heute die maßlose Überschätzung der Bakterien zu nennen, die seit Jahren zu einem blindwütigen Vernichtungsfeldzug gegen diese Keime innerhalb und außerhalb des Körpers geführt hat, wiewohl es in diesem Falle ja ganz ähnlich steht wie beim Rheuma, indem die Bazillen nur eine auslösende, aber nicht die einzige Ursache der Infektionskrankheiten sind. Denn von Feinden sind wir nun einmal während unseres ganzen Lebens ständig umgeben; maßgebend ist, ob unsere Widerstandskräfte mit ihnen fertig werden oder nicht. Im ersteren Falle sind wir gesund, im letztern ständig krank, wir mögen gegen die Bazillen tun, was wir auch immer wollen. Ja, im Gegenteil, durch sorgsame Behütung vor den Mikroben und Austilgen derselben im menschlichen Körper mittels der Antibiotica wird allmählich eine Verminderung unserer Widerstandskraft herbeigeführt, indem auch letztere, wie alle Funktionen, ständig geübt werden muß, um ihrer Aufgabe gewachsen zu sein.

Es besteht allerdings ein großer Unterschied zwischen einer gewöhnlichen Infektionskrankheit und den infizierten Zahnwurzeln, ein Unterschied, den wir hervorheben müssen. Gegen die Infektionskrankheit besitzt der Organismus Schutzvorrichtungen in reichem Maße, so daß er in der Regel ganz von selbst damit fertig wird, wenn man auch nur einigermaßen die Regeln einer vernünftigen, abwartenden Krankenpflege befolgt. Gegen die durch einen künstlichen Eingriff verursachten Zahnwurzelinfektionen hingegen kann sich der Körper nicht wehren, weil die Keime im toten Gewebe sitzen, welches der Organismus mit seinen baktericiden Säften nicht erreichen kann. Auch die Homöopathie kann dies nicht ändern, weshalb die Bekämpfung der Zahnwurzelinfektionen mit Homöopathie meist zwecklos ist, abgesehen von seltenen Ausnahmefällen, wo gelegentlich unter dem Einfluß von *Hepar sulf.* oder *Silicea* eine Sterilisierung od. Ausstoßung der kranken Wurzel herbeigeführt werden kann.

Nachdem wir hier also nochmals die geringe Chance unterstrichen haben, einen chronischen Rheumatiker mit Zahnwurzelherden ohne Sanierung der Kiefer heilen zu können (Besserungen sind allerdings möglich), müssen wir uns nun auch noch den anderen endogenen Faktoren zuwenden, welche am Rheumatismus ebenfalls beteiligt sind.

Daß solche endogene Faktoren existieren, beweist schon der Umstand, daß es erstens einmal Rheumatiker gibt, welche keinerlei devitalisierte Zähne besitzen, und zweitens, daß die rheumatische Erkrankung auch bei bakteriell gleichartiger Focalinfektion hinsichtlich ihrer Lokalisation, Verlaufsform, Intensität und Prognose enormen Variationen unterworfen ist. Die Ursachen dieser Verschiedenheiten liegen im Patienten selbst, und die Homöopathie hat uns hierüber Kenntnisse vermittelt, welche der Schule auch heute noch vollkommen unbekannt sind.

Eine erste Gruppe konstitutioneller Faktoren besteht in angeborenen Stoffwechselstörungen, welche die Assimilation der zum Aufbau des materiellen Körpers notwendigen Elemente und Mineralsalze betreffen. Hahnemann hat diese Gruppe als Psora zusammengefaßt, indem er, was wohl ein Irrtum war, diese äußerst verschiedenartigen Störungen alle zusammen auf eine durchgemachte Krätzeinfektion zurückführte. Wenn wir letzterer Annahme auch nicht beipflichten können, so ist hingegen am Begriff der Psora an und für sich nichts zu deuteln und die Entdeckung der Psora muß als eine der genialsten Taten Hahnemanns, ja der ganzen Medizin überhaupt betrachtet werden.

Je nach dem Stoff, dessen Einbau in die Zellen infolge konstitutioneller Assimilationsinsuffienz darniederliegt, gibt es in der Psora zahlreiche Unterabteilungen. Man könnte z. B. von einer Calciumcarbonatpsora sprechen, wenn dieses Salz nicht in normaler Weise aufgenommen werden kann, von einer Graphitpsora, wenn der Kohlenstoff nicht in den normalen Verhältnissen in die Zellen eingebaut wird, oder von einer Magnesiumchloridpsora, wenn letzteres Salz im Organismus in zu geringer Menge vorhanden ist.

Wohlverstanden, es handelt sich hier keineswegs etwa um Mangelerscheinungen, welche durch ungenügende Zufuhr der betreffenden Mineralien in der Nahrung bedingt wären, - letzteres ist überhaupt nur ganz selten der Fall im Widerspruch zu der heute so verbreiteten Mineralsalztherapie (Calcium-Injektionen usw.) -, sondern um ein ganz spezifisches Darniederliegen der Assimilationsfähigkeit des Organismus für eines oder mehrere körperwichtige Elemente oder Salze. Trotz genügender Zufuhr besteht dann in den Zellen ein Mangel an dieser Substanz mit der Folge, daß eben die Zellen in ihrer Funktion gestört sind. Die weitere Folge ist in der Regel eine verminderte Widerstandsfähigkeit gegen Infektionen, eine Bereitschaft zu Schwellungen, Ödemen, Gefäßspasmen, toxischen Prozessen usw., Erscheinungen, welche einesteils die Lokalisation des Rheumatismus, aber auch die Schmerzhaftigkeit und die Schwere der allfälligen anatomisch-pathologischen Veränderungen bestimmen.

Daß diese Assimilationsstörungen, die wir ja z. B. beim Calciumcarbonat aus der Schule her kennen (Rachitis, aber ganz unvollständiges Bild), sehr bedeutende Störungen machen können, ist leicht einzusehen. Stellen wir uns nur vor, daß in jeder Zelle z. B. ein Molekül Calcium carb. zu wenig vorhanden und daß dieses durch ein Molekül Natrium carb. ersetzt worden sei, so können wir ohne Mühe einsehen, daß eine solche Zelle ganz anders reagieren und ebenso auch auf Reize ganz anders ansprechen muß als eine Zelle, wo diese beiden Substanzen im richtigen Verhältnis stehen.

Im ganzen handelt es sich um etwa 40 wichtigere Substanzen, aus welchen der Organismus aufgebaut ist, deren Assimilationsstörungen wir Psora nennen, Störungen, welche wir mit diesen 40, zum größten Teil bereits durch Hahnemann entdeckten „Antipsorica" wirksam und dauerhaft bekämpfen können.

Eine weitere Gruppe von endogenen Störungen ist bedingt durch angeborene oder erworbene Funktionsstörungen und Überempfindlichkeiten gegen gewisse Toxine, welche durch gewisse Krankheiten verursacht werden, vor allem durch die Gonorrhoe, die Syphilis und die Tuberkulose, wobei allerdings zu ergänzen ist, daß wohl jede Infektionskrankheit gelegentlich derartige Folgeerscheinungen herbeiführen kann, besonders dann, wenn sie in ihrem Ablauf infolge natürlicher oder künstlicher Hemmungen (Fieberbekämpfung usw.) beeinträchtigt oder gar unterdrückt wurde. Außer den obengenannten Infektionskrankheiten spielen hier Masern, Scharlach und Keuchhusten ebenfalls eine Rolle, wenn auch bei weitem nicht in dem Maße wie die erstgenannten.

Der Schulmediziner wird bei diesen Behauptungen den Kopf schütteln und sich fragen, wieso wir dies alles wissen können. Deshalb müssen wir einige Angaben darüber machen, wie wir zu diesen Ansichten gelangt sind.

Erstens haben bereits Hahnemann und nach ihm andere führende Homöopathen entdeckt und bestätigt, daß die Gonorrhoe und die Syphilis nach dem Überstehen der ersten lokalen Erscheinungen keineswegs als geheilt betrachtet werden können, sondern daß bei diesen Infektionskrankheiten oft, bei der Syphilis sogar regelmäßig, später Nachkrankheiten auftreten, welche ganz unzweifelhaft auf die durchgemachte Infektion, aber nicht auf den Infektionserreger selbst zurückzuführen sind. Allerdings konnte man ja zur Zeit Hahnemanns das Verschwinden der Bakterien nicht feststellen, von der Wa.R. usw. ganz zu schweigen. Heute ist es aber eine sichere Tatsache, daß selbst nach vollständigem Verschwinden der Bakterien solche Nachkrankheiten auftreten können, die eben nicht mehr auf der Infektion beruhen, sondern auf einer seinerzeitigen Schädigung gewisser Organe, die sich nicht mehr erholen, ja sogar einem fortschreitenden Erkrankungsprozeß unterworfen bleiben können. Hauptsächlich im reticuloendothelialen System, aber auch in der Leber und in gewissen Teilen des Nervensystems kommt es dann zu Degenerationserscheinungen mit der Folge von endokrinen Gleichgewichtsstörungen, Hypersensibilitäten, Gefäßspasmen und Allergien. Die rasche und gründliche Vertilgung der Bakterien, wie dies heute mittelst der Antibiotica möglich ist, vermag den Organismus nicht immer vor den obengenannten Spätfolgen zu bewahren, ja, gewisse Beobachtungen weisen darauf hin, daß gelegentlich (gewiß nicht immer) gerade durch die rasche Unterdrückung der Infektion mittels der Antibiotica dieser Spätprozeß sogar begünstigt wird.

Weiter haben wir Homöopathen ziemlich oft Gelegenheit, nach exanthematischen Krankheiten, bei denen das Exanthem infolge mangelnder Reaktion des Patienten oder infolge medikamentöser Unterdrückung nicht richtig zum Ausbruch gekommen ist, derartige Nachkrankheiten festzustellen, was uns dann dazu veranlaßt, die betreffende Nosode in hoher Potenz zu geben, gewöhnlich mit dem Erfolg, daß die Spätfolgen verschwinden. Solche Spätfolgen können sein: Rheuma, Asthma, Ekzeme, schlechter Allgemeinzustand, Anämien, Drüsenschwellungen, und ich könnte eine ganze Reihe von derartigen Beobachtungen mit Heilungen durch die betreffende Nosode anführen.

Drittens erscheint es wahrscheinlich, daß, nachdem für Gonorrhoe und Syphilis diese Spätfolgen sichergestellt sind, auch andere Infektionskrankheiten, wie Tuberkulose, Keuchhusten, Masern, Scharlach usw., unter gewissen Voraussetzungen zu ähnlichen Spätfolgen Anlaß geben können.

Wir haben also als Beweise für die obigen Ansichten erstens die Beobachtungen Hahnemanns und seiner Nachfolger, zweitens die Wahrscheinlichkeit, drittens die Bestätigung durch gewisse Kliniker wenigstens für die Gonorrhoe, Syphilis und Tuberkulose (Poncet) und zuletzt die Beobachtungen von Heilungen ex juvantibus mittels der betreffenden Nosoden.

Die Erfahrung zeigt, daß es weniger wichtig ist, ob der betreffende Patient selbst die sensibilisierende Infektionskrankheit durchgemacht hat oder ob er die Nachkrankheit als Erbfaktor von einem Vorfahren mitbekommen hat. Solche Umstimmungen können nämlich, wie wir wieder ex juvantibus in Tausenden von Fällen bewiesen haben, im Keimplasma derart verankert werden, daß sie generationenlang weiter wirksam bleiben, ja möglicherweise sich zu einem Stammesmerkmal auskristallisieren. Naturgemäß brauchen nicht alle Nachfahren mit dieser Spätfolge behaftet sein, sondern nur diejenigen, welche eben tatsächlich die betreffenden Erbgene besitzen, was wir an den Begleitsymptomen erkennen können (z. B.

typische Wetterempfindlichkeit, eigentümliche Psyche und Neigung zu bestimmten Speisen beim Tuberkulinismus).

Die wichtigsten drei Krankheiten, welche uns hier besonders interessieren, weil sie die endogene Grundlage zum Rheumatismus schaffen können, sind der Tuberkulinismus, die Gonorrhoe und die Syphilis. Eine Behandlung ihrer Spätfolgen ist nur durch die Homöopathie möglich, da ja die Schulmedizin über keinerlei Mittel verfügt, mit welchen sie diesen Sekundärstörungen im Organismus beikommen könnte.

Die dritte und letzte Gruppe endogener Faktoren, welche den Rheumatismus herbeiführen können, beruht auf Störungen der katalytischen Prozesse im Organismus. Wir haben zwingende Gründe anzunehmen, daß es sich hier um eine mangelnde Assimilationsfähigkeit des Organismus für gewisse Metalle handelt, also um ähnliche Störungen, wie wir sie bereits für die antipsorischen Mittel beschrieben haben. Im Falle der Psora allerdings handelt es sich um mangelnde Assimilation der zum Körperaufbau notwendigen Stoffe (Mineralsalze). Bei dieser letzten Gruppe hingegen betrifft die Assimilationsstörung vor allem die Metalle, deren katalysatorische Wirkung ja bekannt ist. Als wichtigste Katalysatoren kommen hier nach unseren Erfahrungen besonders *Gold, Cobalt, Kupfer, Silber* und *Eisen* in Betracht und es ist wohlbegründet, diese Katalysatoren in einer besonderen Gruppe zu behandeln.

# IV.

## Der Verlauf der rheumatischen Erkrankungen

Dieser ist außerordentlich variabel, wie dies ja auch nicht anders zu erwarten ist bei einer Krankheitsgruppe, der man aus praktischen Gründen aus Übereinkunft einen gemeinsamen Namen gegeben hat, die aber ihrem Wesen gemäß durchaus ein Vielheit darstellt. Das ist ja, wie uns die homöopathische Erfahrung lehrt, mehr oder weniger bei fast allen klinischen Krankheiten der Fall, aber in ganz besonders ausgeprägtem Maße beim Rheumatismus.

1. So gibt es Fälle, die zwar subjektiv den Patienten sehr erheblich infolge der Schmerzhaftigkeit belästigen, aber anatomo-pathologisch sozusagen nicht fortschreiten. Ein Fall dieser Art wird durch unsere Beobachtung Nr. 2 illustriert. Während 33 Jahren zeigte sich in diesem Fall anatomisch keinerlei Fortschreiten der Erkankung, und obwohl durch die Schmerzen die Beweglichkeit verschiedener Gelenke erheblich eingeschränkt war, wurde dieselbe augenblicklich wieder normal, wenn einmal die Schmerzen vorübergehend wegblieben. Erst nach 33 Jahren kam es, wie gesagt, infolge einer mißglückten Wurzelbehandlung mit Apicoflux zu einer ausgedehnten Metastasierung der wohl latent in der Wurzel vegetierenden Mikroben, die dann auch im Urin nachgewiesen werden konnten (Staphylococcus aureus). Erst von da an kam es zu einer anatomisch bedingten Bewegungsbehinderung im rechten Hüftgelenk, die aber zum Stillstand kam, als nach einigen Jahren die Infektion durch homöopathische Behandlung überwunden werden konnte.

2. Im Gegensatz dazu kann bei anderen Kranken die Affektion mit größter Geschwindigkeit zur Invalidität führen. So ist mir ein Fall bekannt, wo sich bei einem 50jährigen Mann eines Tages eine akute Arthritis beider Hüft- und Kniegelenke einstellte, die innerhalb 24 Std. zu einer völligen Versteifung der befallenen Gelenke führte, so daß der Patient zeitlebens an den Rollstuhl gefesselt blieb.

# V.

# Anatomo-Pathologisches

Wir finden auch hier wieder eine außerordentliche Vielgestaltigkeit von Veränderungen, wie Knötchenbildung in den Muskeln, Verdickungen, Verhärtungen und Schrumpfungen der Sehnen und Bänder, Entkalkungen und Kalkanlagerungen (Zackenbildung), Verbiegungen und andere Formveränderungen, schließlich Ulcerationen und Zerstörungen. Die Schule unterscheidet zwischen Arthritis, d. h. entzündlichen, und Arthrose, d. h. degenerativen Veränderungen der Gelenke, und in den Gutachten der schulmedizinischen Experten sehen wir in der Regel, daß die aufgefundenen anatomo-pathologischen Veränderungen meist als Basis für die Beurteilung des Falles angenommen werden. Ein Chirurg, der an meinem Wohnort praktiziert und eine ausgedehnte Gutachtertätigkeit hat, stellt bei der Diagnose Rheumatismus sozusagen ausschließlich auf das Vorhandensein der berühmten Zackenbildung ab und nennt dies: Rheumatismus, während er beim Fehlen der Zackenbildung die Diagnose Rheuma nicht gelten läßt.

Das ist natürlich weit über das Ziel hinausgeschossen und beweist, daß der Mann keine Ahnung vom Rheumatismus hat, welcher ja, wie bereits gesagt, eine Toxikose ist, deren Angriffspunkt fast alle Organe umfassen kann, wobei für diese Gruppe von Toxikosen gerade charakteristisch ist, daß sie mehrheitlich nur subjektive Beschwerden und nur minderheitlich objektive Veränderungen erzeugen, welch letztere zudem durch die klinische Untersuchung größtenteils nicht nachgewiesen werden können. Nur die Zackenbildung und die Deformation in den Gelenken sind röntgenologisch nachweisbar. Es heißt wirklich das Roß am Schwanze aufzäumen, wenn man nun die Diagnose ausgerechnet auf eine klinisch feststellbare Veränderung gründet, welche ausschließlich auf die Gelenke beschränkt ist und nur in einem gewissen Prozentsatz der rheumatischen Gelenkerkrankungen auftritt, aber auch oft ohne jede rheumatische Ätiologie.

Es besteht deshalb die Frage, ob die erwähnten Zacken überhaupt charakteristisch für die rheumatische Gelenkerkrankung sind oder nicht. Die Fälle sind nämlich nicht selten, wo z. B. an einem Hüftgelenk heftige subjektive Beschwerden, also typische rheumatische Entzündungen, vorhanden sind, aber nicht die geringsten objektiven Veränderungen. Hingegen findet man am andern Hüftgelenk desselben Patienten ausgedehnte Zacken- und Osteophytenbildung, wiewohl der Patient dort niemals rheumatische Beschwerden verspürt hat.

Auch die Unterscheidung zwischen Arthrose und Arthritis hat m. E. nur eine untergeordnete Bedeutung und sagt jedenfalls weder über das Wesen des Krankheitsprozesses noch über seine Ursache etwas Bemerkenswertes aus. Häufig finden sich gleichzeitig entzündliche und degenerative Veränderungen im gleichen Gelenke vor; in anderen Fällen wiederum dominieren zuerst die entzündlichen, später die degenerativen Veränderungen, wieder in anderen spielen sich in einzelnen Gelenken fast ausschließlich degenerative Veränderungen ab, während in anderen Gelenken oder beispielsweise in den Sehnenscheiden entzündliche und produktive anatomo-pathologische Prozesse das Feld beherrschen. Alles dies sind nur verschiedenartige Abläufe als Ausdruck ein und derselben Krankheit. Was soll man da großes Gewicht auf solche anatomischen Unterschiede legen, wo diese doch für die Grundkrankheit gar nicht maßgebend sind und oft auch gar nicht auseinandergehalten werden können. Aus diesem Grunde muß es uns nicht wundern, wenn sich auch sog. Kapazitäten auf dem Gebiete der Rheumatologie in diesen klinischen differentialdiagnostischen Fragen (welche im Grunde gar keine sind) gelegentlich erheblich täuschen, sei es daß sie fälschlicherweise ein Rheuma, bei dem fast nur entzündlich-infektiöse Prozesse vorhanden sind, als Arthrose ansehen, sei es daß sie untereinander entgegengesetzter Meinung sind in bezug auf die Klassifizierung eines Falles. So hat z. B. ein berühmter Rheumatologe im Fall 2 eine Arthrose des Hüftgelenkes diagnostiziert, während dieser ganze Fall unter den Begriff des entzündlich-allergischen Rheumas gehört mit später aufgepfropfter Infektion im rechten Hüftgelenk infolge der durch den Zahnarzt provozierten massiven Dissemination eines Zahnwurzelherdes. Also alles rein entzündliche Prozesse bei vollständiger Abwesenheit von degenerativen Veränderungen. Das vollständige Ausbleiben von Knorpelschwund am Hüftgelenkkopf nach 10jährigem Bestehen dieser rheumatischen Arthritis bestätigt zweifellos, daß die Diagnose einer Arthrose ein Irrtum war.

# VI.

## Exogene Einflüsse auf die rheumatischen Erkrankungen

Wir sehen hier von den bereits erwähnten eigentlichen Ursachen des Rheumatismus ab, welche meist in einem Infektionsherd bestehen. Ist aber einmal das Rheuma über die Latenzschwelle entwickelt, so ist es ja bekanntermaßen nicht konstant in gleicher Stärke vorhanden, sondern anfangs tritt es meist nur periodisch auf und auch später, wenn es fast kontinuierlich geworden ist, ist es doch meist in seiner Intensität großem Wechsel unterworfen. Die äußeren Einflüsse, welche diese Intensitätsschwankungen hervorgerufen, sind Wetter, Temperatur, Nahrung, Lebensweise, Jahreszeiten, körperliche Anstrengungen und interkurrente Erkrankungen (Grippe usw.). Wir Homöopathen nennen dies die Modalitäten und studieren sie in ganz besonders aufmerksamer Weise, weil sie meist besonders wichtige Fingerzeige für die Mittelwahl abgeben.

Auch in dieser Beziehung können wir nicht umhin, unseren schulmedizinischen Kollegen einen groben Schematismus vorzuwerfen, der durch die Erfahrung schlagend widerlegt wird. So empfehlen die Schulmediziner den Rheumatikern meist ohne langes Überlegen Vermeidung von Feuchtigkeit, eiweißarme Kost im Sinne der Bircher-Diät, warme oder heiße Anwendungen, Körperübungen oder Ruhigstellung in ganz willkürlicher Weise.

Die Erfahrung zeigt allerdings, daß die Mehrzahl der Rheumatiker bei feuchtem Wetter Verschlimmerungen aufweist, aber immer ist dies durchaus nicht der Fall. Es gibt Patienten (*Hepar-sulf.*- und *Causticum*-Fälle), bei denen feuchtes Wetter den Rheumatismus bessert, trockenes Wetter hingegen verschlimmert. Ein Fall aus meiner Beobachtung mag dies besonders kraß demonstrieren.

Der Patient suchte mich auf mit einem chronisch rezidivierenden Rheumatismus der Serratusmuskulatur, der besonders in den letzten Wochen heftigste Beschwerden gemacht hatte. Er war gerade im Begriff, in Urlaub zu fahren, und wollte diesen im Camping an einem See verbringen. Er fragte mich, ob er sich dies erlauben könne, da doch gewiß zu befürchten sei, daß dann das Rheuma erst recht unerträglich werde. Auf meine Frage, ob er die Erfahrung gemacht habe, daß sich die Beschwerden bei Feuchtigkeit verschlimmerten, konnte er keine sichere Auskunft geben, gab aber an, daß er eine solche Verschlimmerung s. W. nie beobachtet habe. Ich sagte ihm, daß das nun gerade eine gute Gelegenheit wäre, über diese Modalität ins klare zu kommen. Daraufhin reiste er ab und schlug noch am gleichen Tage an dem erwähnten See sein Zelt auf einer regennassen Wiese auf, wo kurz vor seiner Ankunft noch ein Platzregen niedergegangen war. Kurze Zeit nachdem er ins Zelt gekrochen war, verschwanden die Beschwerden vollständig, ein Zeichen, daß es sich um einen Fall handelte mit Besserung durch Feuchtigkeit. Ich schickte ihm auf diese Nachricht hin eine Dosis von *Hepar sulf. M*, da auch noch andere Symptome für dieses Mittel sprachen, und sein Serratusrheumatismus, an dem er während mehr als 10 Jahren intermittierend gelitten hatte, heilte daraufhin vollständig aus, um nie mehr aufzutreten.

Auch in bezug auf körperliche Bewegung verhalten sich die Rheumatiker, wie jeder Homöopath weiß, außerordentlich verschieden. So gibt es Fälle, die durch die Bewegung verschlimmert werden *(Bryonia, Calcium carb.)*, während andere stets nach längerer Ruhe besonders starke Beschwerden aufweisen, welche sich dann im Bewegungsanfang zwar zunächst noch stärker bemerkbar machen, um aber durch fortgesetze Bewegung gebessert zu werden (Diese Modalität zeigen besonders *Rhus Tox.*, *Ammonium mur.*, *Cobalt*, *Natrium mur.* usw.).

Es gibt auch Fälle, die besonders nach Nahrungsaufnahme verschlimmert werden, wie *Nux vom.* und *Kalium carb.*, wieder andere zeigen Exacerbationen am Morgen früh nach dem Schlaf *(Lachesis* oder *Naja)*, was oft zu Verwechslungen mit den Rhus-Fällen usw. führt, indem eine mangelhafte Analyse der Modalitäten den Homöopathen veranlassen kann, im letzteren Fall die Ruhe als Verschlimmerungsfaktor zu betrachten, während es hier nicht die Ruhe ist, sondern die mangelnde Ventilation des Blutes während des Schlafes. Genauere Befragung und Beobachtung führt bei einiger Aufmerksamkeit den Arzt rasch auf die richtige Fährte.

Wieder andere Fälle zeigen jahreszeitliche Verschlimmerungen, wie *Lachesis* besonders im Frühling, mitunter auch im Herbst, *Kalium bichr.* fast ausschließlich im Herbst, *Petroleum* im Winter, *Natrium carb.* und *Fluoric. ac.* im Sommer.

Häufig kann auch eine Abhängigkeit des Rheumas von anderen Organen beobachtet werden, z. B. verschlimmern sich gewisse Fälle jedes Mal, wenn der Patient Leberkrisen oder sonstige Leberstörungen bekommt, was an *Chelidonium*, *Lycopodium*, *Cobalt*, *Magnesia mur.* und *Lachesis* denken läßt. In anderen Fällen besteht eine gewisse Alternanz, indem die rheumatische Toxikose zu gewissen Zeiten Magenstörungen und Schmerzen, zu anderen Zeiten Gelenkschmerzen macht, was besonders auf *Kalium bichr.* hinweist. Wechseln aber die rheumatischen Schmerzen mit Entzündungen der Iris ab, so muß man an *Pulsatilla* denken. Besteht hingegen Alternanz zwischen Gelenk- und Muskelrheuma einerseits und Ekzemen oder andern Hauteruptionen andererseits, so weist dies auf *Sulfur*, *Cuprum* und *Zincum* hin.

Verschlimmerung bei Wetterwechsel weist auf *Ammonium carb.*, *Calcium carb.*, *Calc. phos.* (Schneefall), *Dulcamara* (Einbruch der herbstlichen Kühle), *Mercurius*, *Nux. mosch.*, *Phosphorus*, *Psorinum*, *Ranunculus bulb.*, *Rhus Tox.*, *Lachesis* und *Tuberculinum* hin, während solche durch Wärme (von der Schulmedizin völlig ignoriert) oder Sonne an *Apis*, *Antimonium crud.*, *Drosera*, *Jodum*, *Graphites*, *Kalium mur.*, *Lachesis*, *Ledum*, *Mercurius*, *Natrium carb.* usw. denken läßt.

Gewitterverschlimmerungen sind ebenfalls sehr wichtig u. charakteristisch für *Natrium carb.*, *Phosphorus*, *Phytolacca*, *Rhododendron* und *Tuberculinum.*

Andere rheumatische Beschwerden entwickeln sich besonders beim Stehen, Liegen, Sitzen, Bücken, Tragen von Lasten, Liegen auf einer Seite im Bette, bei Bettwärme usw., was alles wichtige Modalitäten sind, welche die Eruierung des Heilmittels erleichtern.

Die Modalitäten sind von allergrößter Wichtigkeit auch in prognostischer Hinsicht. Ihr Vorhandensein zeigt nämlich, daß der Körper noch nicht hilflos der rheumatischen Toxikose anheimgefallen ist, sondern noch über Abwehrkräfte verfügt, welche ihn instand setzen, unter für ihn günstigen Verhältnissen, d. h. dann, wenn seine Abwehrkräfte maximal arbeiten, der Toxikose Einhalt zu gebieten. Infolgedessen sind Patienten mit ausgesprochenen Modalitäten leichter zu heilen als solche, bei denen keine ausgeprägten Modalitäten vorhanden sind. Die Prognose ist also in der ersteren Gruppe eine günstigere.

## VII.
# Definition und Zusammenfassung

Unter dem Begriff des Rheumatismus fassen wir ein sehr komplexes Krankheitsbild zusammen, dessen Komplexität sich auch durch die Mannigfaltigkeit seiner klinischen, seiner anatomo-pathologischen Erscheinungen, seines Verlaufes und seiner Prognose dokumentiert. Klinisch ist diese Krankheitsgruppe besonders gekennzeichnet durch die Schmerzen und Bewegungsbehinderungen, durch das vorwiegende Befallensein des Bewegungsapparates, durch den progressiven Verlauf, während dessen Exacerbationen und Latenzperioden miteinander abwechseln, durch gleichzeitiges oder alternierendes Befallensein der Nerven und des Bewegungsapparates einerseits und der inneren Organe andererseits (Magen, Leber, seröse Häute, Iris, Chorioidea des Auges usw.). Ferner sind ebenfalls typisch und fast regelmäßig Fernwirkungen auf die Nebenniere und das reticulo-endotheliale System, begleitet von Blutdrucksenkung, festzustellen.

Der Rheumatismus ist eine typische Toxikose, welche in schätzungsweise 90—95% von verhältnismäßig benignen Infektionsherden (Foci) ausgeht, die ihrerseits wiederum in der großen Mehrzahl der Fälle k ü n s t l i c h hervorgerufen worden sind durch Devitalisierung der Zahnwurzeln.

Millionen und Abermillionen von Menschen sind infolge dieses anscheinend harmlosen Eingriffes zu chronisch Kranken gemacht worden, deren Leben oft eine ununterbrochene Qual bedeutet und die nach jahrelangen Schmerzen in einem beträchtlichen Prozentsatz zu Invaliden werden. Infolgedessen müssen wir unnachsichtlich diesen Eingriff aufs strengste verpönen, ja vorschlagen, daß er gesetzlich verboten werde.

Diese Forderung ist nicht nur ebenso gerechtfertigt wie dringlich wegen der ungeheuren Zunahme der rheumatischen Erkrankungen, seitdem die Devitalisation der Zähne Allgemeingut der Zahnärzte geworden ist, sondern auch wegen der großen Zahl anderer Erkrankungen, die durch diese Infektionsherde hervorgerufen oder ausgelöst werden. Von der Verminderung der Vitalität, vom chronischen Siechtum, von den rezidivierenden Infektionen der Nebenhöhlen, der Prostata, der Gallenwege, der Harnwege, des Myocards bis zu den Herz- und Lungeninfarkten umfaßt die Skala der Folgekrankheiten der Devitalisierung fast die Gesamtheit der modernen Siechtümer, an denen der Mensch unserer Zeit zwar meist nicht stirbt, durch die er aber einen Leidensweg ohnegleichen durchmachen muß, der oft schlimmer ist als der Tod. Wenn die Häufung der obengenannten Krankheiten nur ein Indiz für die ursächliche Bedeutung der Devitalisierung ist, so sind die angeführten Beispiele hierfür sichere Beweise, Beweise, die ich um Hunderte von Fällen vermehren könnte und zwar nicht nur für den Rheumatismus, sondern auch für die nachgenannten heimtückischen Leiden.

Diese Erscheinung ist wieder einmal typisch für unsere mangelhafte Kenntnis von den Zusammenhängen auf der Ebene der Lebensvorgänge. Niemand hätte die schädliche Wirkung der Devitalisation ahnen oder voraussehen können. Alle Zahnärzte hatten nur ein Lächeln für denjenigen übrig, der sich bei Anlaß einer Devitalisation zweifelnd darüber informieren wollte, ob denn auch die Abtötung der Nerven keine schädlichen Einflüsse zur Folge haben könne. Herablassend wies dann jeweils der Zahnarzt derartige unsinnige Befürchtungen zurück, die nach Ansicht der Fachleute in den Bereich des Aberglaubens verwiesen werden müßten.

So wenig wie wir die obengenannten Nachkrankheiten nach der Zahndevitalisation voraussehen konnten, können wir wohl auch weitere Folgen der Vieloperiererei, der massenhaften Impfungen und Bluttransfusionen usw., wie dies alles heute üblich ist, voraussehen. Wenn wir heute auch hierüber nur Indizien besitzen, so sollten aber die Erfahrungen mit der Devitalisation denjenigen Arzt, dem es wirklich um die Gesundheit der Mitmenschen geht, zur äußersten Vorsicht mahnen in dem Sinne, daß er jeden äußeren Eingriff in das ungeheuer komplizierte Getriebe unseres Lebenshaushalts sich aufs eingehendste überlegt und sich nur dann dazu entschließt, wenn ein solcher Eingriff unter keinen Umständen zu umgehen ist. Das ist wohl das mindeste an Vorsicht, welche in Anbetracht des bisher Erlebten zu einem dringenden Gebot wird.

Die durch Zahnwurzelinfektionen künstlich hervorgerufene rheumatische Toxikose ist allerdings nur ein Spezialfall des Rheumatismus, wenn auch heute der weitaus häufigste. Es gibt auch Toxikosen anderen Ursprunges, die ebenfalls zu rheumatischen Erscheinungen führen können. Diese Toxikosen können auch durch andere chronische Infektionen bedingt sein (z. B. durch chronische Phlebitiden der Beine oder der Hämorrhoidalvenen, durch Angiocholitiden, Prostatitiden usw.), gelegentlich aber handelt es sich auch um rein endogene Störungen, die von der Entstehung giftiger Stoffwechselprodukte begleitet sind.

Eine derartige, rein endogene Form, nämlich die Gicht, ist den Ärzten schon seit Jahrhunderten bekannt, und man hat sie auch wegen dieser Sonderstellung mehr oder weniger von den rein rheumatischen Krankheiten abgetrennt. Ob zu Recht oder Unrecht, möchte ich dahingestellt sein lassen, aber wie dem auch sei, so darf man wohl behaupten, daß die Gicht doch wohl nichts anderes ist, als e i n e der zahlreichen rheumatischen Toxikosen, wobei nur e i n Unterschied gegenüber den anderen Rheumaformen besteht, nämlich, daß hier das Toxin (die Harnsäure) bekannt ist, bei den anderen

Rheumaformen hingegen durch die Laboratoriumsuntersuchungen bisher nicht erfaßt werden konnte. Daß es sich aber auch bei den andern Rheumaformen um Toxikosen handelt, dürfte nicht zweifelhaft sein, obwohl deren Genese, wie bereits erwähnt, sehr mannigfaltige Ursachen haben kann.

Wenn im obigen auf die bedeutende Rolle der Herdinfektionen in ursächlicher Beziehung hingewiesen wurde, so dürfen wir darüber die Tatsache nicht vergessen, daß dieser äußere ursächliche Faktor nur als auslösendes Moment betrachtet werden darf, indem nämlich bei jedem Rheumatiker auch zahlreiche endogene Ursachen vorliegen, vor allem konstitutionelle Stoffwechselanomalien, Dispositionen zu Allergien, Umstimmungen infolge Infektionskrankheiten in der Ascendenz oder in der Eigenanamnese, besondere Organanfälligkeiten und konstitutionelle Insuffizienzen, vor allem der Leber und der Nebennieren. Alle diese Faktoren zusammengenommen bestimmen den Verlauf der rheumatischen Krankheit, die Schwere und Art der Organläsionen und die Prognose.

# VIII.

# Therapie

## A. Allgemeines

Schulmedizinisch existieren keine spezifischen Behandlungsmethoden für die rheumatischen Erkrankungen. Obwohl es sich bei dieser Erkrankungsgruppe in wohl 95% der Fälle um chronische Infektionen handelt, ist der Erfolg der Antibiotica praktisch gleich Null, was wohl damit zusammenhängt, daß es sich hier um Bakterien handelt, die seit Jahren und Jahrzehnten im Körper leben, so daß eine allmähliche Gewöhnung und Anpassung des Organismus an den toxinstreuenden, aber sonst benignen Schmarotzer eingetreten ist, weswegen ersterer den Kampf gegen den Fremdling schon seit langem eingestellt hat und mit ihm in einer Art Symbiose lebt. Das einzige, was der Organismus noch tut, ist, die Toxine auf möglichst wenig lebenswichtige Organe abzuleiten, d. h. auf den Bewegungsapparat, weshalb sich eben der Rheumatismus vorwiegend in diesen, genetisch niedrigstehenden und, vom Standpunkt der Lebensfunktionen aus gesehen, weniger wichtigen Organen festsetzt. Allerdings nicht immer und nicht ausschließlich, wie die gelegentliche Beteiligung der edleren Organe (Leber, Niere, Endo- und Myocard usw.) zeigt.

Dazu kommt noch, daß der langdauernde, mühselige und zermürbende Kampf des Körpers gegen den eingenisteten Eindringling meist auch das reticulo-endotheliale System mit der Zeit erschöpft, so daß wir nach einigen Jahren auch Veränderungen des Blutbildes feststellen können, wie sie für chronische, jahrelang dauernde Infektionen charakteristisch sind, nämlich zunächst mäßige Leukocytose mit geringer Linksverschiebung, später infolge Erschöpfung des reticulo-endothelialen Systems Absinken der Leukocytenzahl auf anscheinend normale Werte oder unter dieselben mit relativer Lymphocytose. Letztere ist durch das vikariierende Einspringen des lymphocytären Systems für das funktionell geschädigte leukocytäre System bedingt. Nicht selten beobachtet man in Endstadien auch eine relative Eosinophilie als Zeichen des Kampfes gegen toxische Schädigungen.

Es scheint, daß unter diesen Umständen die Antibiotica völlig wirkungslos sind, wie das ja auch die Erfahrung bestätigt hat, so daß man von dieser Therapie bereits wieder Abstand genommen hat.

Die anderen Mittel der Schule, gleich wie sie heißen, sind sozusagen alle unspezifisch und wirken meist rein analgetisch. Gelegentlich kann man mit dem einen oder anderen eine gewisse Linderung erzielen, was immer dann der Fall ist, wenn man zufällig ein für den betreffenden Fall mehr oder weniger homöopathisches Mittel gewählt hat, natürlich ohne es zu ahnen. Auch solche Fälle könnte ich anführen, muß es aber raumeshalber unterlassen. Nur ist auch in diesen Fällen der Erfolg meist nicht von längerer Dauer, indem naturgemäß diese Zufallshomöopathie nicht nach den Regeln unserer Kunst ausgeübt wird.

Besondere Erwähnung verdienen die Goldsalze, mit welchen mitunter beachtliche Anfangserfolge erzielt werden. Ich lehne sie ab, weil sie gefährlich und leberschädigend sind, dazu erschöpfend auf das reticulo-endotheliale System wirken, sowie außerdem oft zu gar nicht harmlosen allergischen Dauerzuständen führen, so daß zum Schluß der Patient statt unter einer, unter mehreren Krankheiten zu leiden hat, wovon die letzteren durch die sog. Therapie verursacht worden sind.

Über die Nebennierenextrakte haben wir bereits einige Worte gesagt. Sie bringen ebenfalls keine Dauererfolge, was ja von einer reinen Substitutionstherapie von vornherein auch nicht erwartet werden kann, und wirken sich als Hypothek auf die Zukunft aus, so daß die marktschreierische Propaganda, mit welcher die Hersteller diese Produkte ständig anpreisen, nicht als auf einer höheren Stufe stehend betrachtet werden kann als die seinerzeitige Propaganda der Scharlatane für ihre „Universalmittel" auf den Jahrmärkten des Mittelalters. Weil sie aber oft anfangs Schmerzfreiheit bewirken, werden sie auch heute noch von der Mehrzahl der Ärzte regelmäßig verordnet trotz der ihnen innewohnenden Nachteile.

Röntgen- und Radiumbehandlung der rheumatischen Gelenkerkrankungen und Neuritiden wurde oft mit großem Enthusiasmus als wirksames Mittel gegen das Rheuma empfohlen. Beide Methoden wirken bloß entzündungshemmend, beeinflussen aber das pathologische Geschehen ursächlich in keiner Weise. Sie wirken naturgemäß nur auf das Erfolgsorgan, d. h. den entzündlich reagierenden Bezirk des Bewegungsapparates, ohne sonst auch nur das geringste gegen die eigentliche rheumatische Erkrankung zu leisten, welche ja gar nicht dort sitzt, wo es den Patienten schmerzt, sondern ganz anderswo. Aus diesem Grunde, der von der Erfahrung bestätigt wird, erweisen sich diese Behandlungsmethoden als durchaus unzulänglich.

Damit wäre das Arsenal der schulmedizinischen Mittel im großen und ganzen erschöpft. Es steht hier so wie mit sozusagen allen chronischen Krankheiten, gegen deren Ursachen sich die Schulmedizin auch heute noch genau wie früher als vollkommen machtlos erweist. Palliativ-Erfolge können nicht abgestritten werden, aber das pathologische Geschehen selbst kann nicht beeinflußt werden, weshalb praktisch alle chronisch Kranken eben ungeheilt bleiben, höchstens daß die Medizin ihnen eine Krücke bietet, mittels derer sie einigermaßen weitervegetieren können, aber als Kranke, nicht als Gesunde. Bei den rheumatischen Krankheiten ist sogar diese Krücke meist nur ein schwaches Schilfrohr, dessen Nutzen höchst fragwürdig ist und dessen Schaden nicht selten den Nutzen beträchtlich übersteigt.

Die Bäderbehandlung ist eine seit Urzeiten bekannte Behandlungsart und wurde in großem Umfang gegen den Rheumatismus in Anwendung gebracht, was schon daraus hervorgeht, daß zahlreiche, auch heute noch berühmte Bäder schon im Altertum bekannt waren und zur Bekämpfung des Rheumatismus angewandt wurden. Es ist eine rein empirische Therapie, die mit den Forschungen der modernen Medizin nicht das geringste zu tun hat. Die Wirkung der Bäderbehandlung ist recht verschieden, was besonders davon abhängt, ob der Arzt dem Patienten das für ihn wirklich indizierte Bad verordnet und auch zur richtigen Zeit. Solange die auslösenden Ursachen im Patienten fortwirken, hat eine Bäderbehandlung keinen Zweck, denn der anfängliche Erfolg bleibt nicht bestehen und schließlich gewöhnt sich der Patient auch an diese Therapie, so daß der Arzt dann seine Munition bereits verschossen hat, wenn er sie nützlich brauchen könnte. Aber nicht nur die direkten auslösenden Ursachen, wie Infektionsherde, Berufsschädigungen usw., sollten vor der Bäderbehandlung eruiert und beseitigt werden, sondern auch die endogenen, den Rheumatismus begünstigenden und unterhaltenden Störungen, wie die Stoffwechsel- und Assimilationsstörungen psorischer Natur, die durch chronische Krankheiten des Patienten oder seiner Vorfahren erzeugten Funktionsstörungen, ferner Umstimmungen und Allergien und die Störungen der katalytischen Prozesse sollten zuerst in Ordnung gebracht werden, weil erst dann die in der Regel nur lokal auf die erkrankten Bewegungsorgane im Sinne der Entzündungsdämpfung und Resorption von Gewebsinfiltrationen wirkende Bäderbehandlung etwas Dauerhaftes leisten kann. Auch muß der Arzt die spezifische Wirkung der verschiedenen Bäder aufs genaueste kennen und darf nicht willkürlich bald dieses, bald jenes Bad verordnen, denn nur dann kann er das Beste aus der Badebehandlung herausholen und tatsächlich etwas Positives leisten.

Die Beseitigung der Infektionsherde in den Zahnwurzeln ist eine rein technisch-chirurgische Angelegenheit. Wenn man einen Rheumatiker dauernd heilen will, so soll man grundsätzlich alle devitalisierten Zähne entfernen, ganz gleich, ob Granulome festgestellt worden sind oder nicht. Neigt man zu konservativem Vorgehen, so kann man zunächst sukzessive eine Wurzel nach der andern eröffnen, die oben erwähnte Behandlung mit dem Asphalindocht vornehmen und nur diejenigen Zähne entfernen, welche sich wirklich als ursächlich am Rheumatismus beteiligt erweisen, was man aus der Besserung der Krankheitserscheinungen nach Eröffnung einer Wurzel meist ziemlich rasch feststellen kann. Doch ist dies nur als eine Behelfstherapie zu betrachten, indem devitalisierte Zähne, die anfänglich nicht rheumaerzeugend sind, es später doch noch werden könmen, so daß man also meistens doch keine endgültige Ruhe bekommt und stets wieder von vorne anfangen muß, solange der Patient devitalisierte Wurzeln in seinen Kiefern stecken hat.

Die Scheu vor dem Ausreißen der Zähne und vor dem künstlichen Gebiß ist im allgemeinen beträchtlich. Zweifellos ist ein natürliches Gebiß einem künstlichen vorzuziehen. Wenn es aber darum geht, zwischen dem chronischen Rheumatismus mit natürlichem Gebiß einerseits und der Gesundheit bei Prothese zu wählen, dann erscheint mir die Wahl nicht schwer, indem der Nachteil eines guten Zahnersatzes ja überhaupt nicht ins Gewicht fällt, wenn es gilt, den Patienten vor all den Leiden und der drohenden Invalidität zu bewahren, die der Rheumatismus hervorbringt.

Auch sollte man mit der Kiefersanierung nicht allzulange zuwarten, weil meist ziemlich rasch Metastasen gesetzt werden, die, obwohl wir Homöopathen mit ihnen in der Regel fertig werden, doch ein Hindernis für die Heilung bedeuten und jedenfalls die Behandlungsdauer erheblich verlängern und erschweren.

Obwohl ich also die Behebung einer der häufigsten auslösenden Ursachen grundsätzlich empfehle, halte ich es doch für erlaubt, zunächst bei einem Rheumaanfall mit der homöopathischen Behandlung allein zu beginnen und, falls die Mittel zur Beschwerdefreiheit führen, zunächst einmal von der Zahnentfernung abzusehen. Wenn aber der Rheumatismus trotz Anwendung der homöopathisch indizierten Mittel rezidiviert, dann gibt es nach meinem Dafürhalten kein Zaudern mehr und es ist dem Patienten klar zu machen, daß ihn nur eine gründliche Kiefersanierung — worin diese allein bestehen kann, wurde bereits gesagt — vor dem Weiterschreiten und allen damit verbundenen Folgen der rheumatischen Krankheit bewahren kann. Da aber trotz radikaler Kiefersanierung gemäß den übereinstimmenden zahlreichen Statistiken nur 1 bis 3% der Rheumatiker erheblich gebessert werden, hat alsdann der Arzt den Krankheitsfall gründlich nach den Symptomen zu erforschen, um festzustellen, welche endogenen Störungen vorliegen, die dann mit den entsprechenden homöopathischen Mitteln behandelt werden müssen, bis sie alle behoben sind.

Zwecks Beseitigung starker Schmerzen ist es oft auch vorteilhaft, die Akupunktur anzuwenden, welche ja nur eine Homöopathie mit anderen Mitteln ist, indem auch diese Therapie sich ausschließlich an die energetischen Potentiale und Fluidströme wendet, genau wie die Homöopathie, und nicht, wie die Schulmedizin, an die Materie (Organe) selbst, deren Beschaffenheit und Struktur ja eben den genannten energetischen Potentialen untergeordnet ist, d. h. von ihnen abhängt, und nicht umgekehrt, wie es die Schulmediziner irrtümlicherweise annehmen.

Erst nach Abschluß dieser homöopathischen Behandlung, welche eine Normalisierung aller Lebensreaktionen, d. h. eine völlige Gesundung des Organismus herbeiführt, kann man darangehen, etwaige Folgeerscheinungen der rheumatischen Krankheit, soweit diese nicht bereits verschwunden sind, also allfällige Sehnen-, Bänder- und Synovialverdickungen, Entzündungen und Folgen proliferativer Gewebstätigkeit, Darniederliegen der Nebennieren-, Leber- und Nierentätigkeit, zu beseitigen. Für die erstere Gruppe, also die direkten Folgeerscheinungen des Rheumas im Bewegungsapparat können dann die geeigneten Bäder verordnet werden, für die letzteren Organschädigungen ist wieder die Homöopathie die Methode der Wahl, welche in schwereren Fällen wirksam durch die Hochfrequenztherapie unterstützt werden kann.

Wenn man nach dem obigen Programm verfährt und über die nötigen Kenntnisse verfügt, um es nach den Regeln der Kunst durchzuführen, wird man praktisch fast alle Rheumatiker heilen können, bei denen die Krankheit noch nicht zu irreparablen Zerstörungen geführt hat, was erfahrungsgemäß glücklicherweise doch nur bei einem geringen Prozentsatz der Patienten der Fall ist, die sich um Hilfe aus ihrer Not, nachdem sie alles andere vergeblich versucht haben, an uns wenden.

Wie das nun im einzelnen gemacht werden muß, das wird in den folgenden Kapiteln erläutert werden.

## B. Die Mittel und wahlanzeigenden Symptome

### *a) bei den akuten und subakuten Formen des Gelenk- und Muskelrheumatismus*

Es handelt sich im folgenden um a-psorische, d. h. nicht-konstitutionelle Mittel. Diese Mittel sind pflanzlichen oder tierischen Ursprungs und haben einen Einfluß auf die mehr oberflächlichen Vitalreaktionen des lebenden Organismus. Wenn also eine Krankheit einer einmaligen oder einer vorübergehenden Ursache ihre Entstehung verdankt, dann sind diese Mittel imstande, die pathologische Reaktionsform des kranken Körpers wieder in normale Bahnen zu lenken, d. h. also, diese Krankheit, die ein einmaliges Ereignis bedeutet, zu heilen. Das ist die einzige Methode, eine Krankheit, die nicht von selbst wieder vorübergeht, wirklich zu heilen. Macht man dies nicht, so, wie im folgenden beschrieben wird, d. h. unterdrückt man sie, wie es die Schulmedizin mit ihren Analgeticis, Narcoticis, Antibioticis, Antipyreticis, Sedativis usw. macht, dann werden die pathologischen Reaktionen nicht auf naturgemäße Art in ihre normalen Bahnen gelenkt, nachdem sie ihre Aufgabe, das krankmachende Agens unschädlich zu machen, schlecht und recht bewältigt haben, sondern der Heilungsprozeß wird willkürlich gehemmt und läuft dann meist unvollständig und unphysiologisch ab. Natürlich kann die Krankheit trotz dieser fehlerhaften „Therapie" ausheilen, denn die Natur ist mächtig und erfinderisch und daher oft in der Lage, außer der Krankheit auch dazu noch fehlerhafte therapeutische Einwirkungen zu kompensieren. Aber wie dem auch sei, die obgenannten Einwirkungen mögen zwar im einzelnen Falle die Beschwerden des Kranken momentan lindern und scheinbar die Krankheit mildern, — eine Erschwerung der Aufgabe des Körpers in bezug auf die Heilung der Krankheit bedeuten sie fast immer, weshalb sie zu verurteilen sind, außer wenn sie aus subjektiven Gründen (Schmerzen, Schlaflosigkeit, Hyperthermie mit Lebensgefahr) absolut nicht zu umgehen sind. Dies kommt jedoch praktisch fast nie vor, wenn ein Arzt die Homöopathie nur einigermaßen beherrscht; ein solcher wird unter Tausenden von Fällen kaum einen antreffen, wo er nicht in der Lage wäre, mit dem gut ausgewählten homöopathischen Mittel die Beschwerden viel rascher und dauerhaft, ohne Verabfolgung giftiger Substanzen, zu beseitigen und dazu noch die Heiltendenz des kranken Körpers in namhafter Weise zu unterstützen, statt zu schädigen.

Also: in allen akuten Fällen dürfen nur die im folgenden angegebenen pflanzlichen oder tierischen Mittel verwandt werden; hingegen ist die Verordnung von mineralischen und metallischen Mitteln sowie von Nosoden tunlichst zu vermeiden. Dies zu betonen, ist deswegen nötig, weil die letztgenannten Mittel vorwiegend konstitutionelle Wirkungen haben, d. h. tief in den Körperhaushalt eingreifen. Um aber diese tiefen Einwirkungen zu erzielen, braucht es längere Zeit, d. h. mehrere Wochen bis Monate. Während der akuten Periode einer Krankheit muß der Arzt aber infolge des Wechsels der Symptome oft auch die Mittel schon nach wenigen Tagen wechseln. Ein konstitutionelles Mittel kann in dieser Zeit nur oberflächliche Wirkungen entfalten, während seine Hauptwirkung nicht zum Abschluß kommt. Die Munition wird also umsonst verschossen. Nun ist es aber so, daß ein Mittel sozusagen nur einmal im Leben seine maximale Wirkung entfaltet, eine Tatsache, auf welche schon HAHNEMANN mit allem Nachdruck hingewiesen hat. Zwar kann nach einigen Monaten oder Jahren wieder mit demselben Mittel eine Wirkung erzielt werden, aber sie ist doch meist wesentlich schwächer als das erste Mal. Daher gilt es, sich bei der Homöopathie gut zu überlegen, was man verordnet, und vor allem keine Mittel zu verordnen, die man später unbedingt und mit langfristiger Wirkungsdauer benötigen wird, um die fehlerhafte Konstitution, welche als endogener Faktor akute und chronische Krankheiten begünstigt und unterhält, zu normalisieren. Leider wird dieser Forderung, die wie gesagt, schon HAHNEMANN nachdrücklich vertreten hat, nicht mit dem nötigen Ernste nachgekommen. Ja, manche Schulen legen darauf gar kein Gewicht, so daß von vielen Homöopathen auch in akuten Krankheiten kritiklos nicht-psorische und psorische Mittel, antisyphilitische u. antisykotische Mittel sowie Nosoden durcheinander verordnet werden mit dem Erfolg, daß damit die Methode kompromittiert wird. Schulmedizinisch verhunzte Patienten sind wegen der darniederliegenden Abwehrkräfte und der chronischen Vergiftung durch Medikamente oft nicht leicht zu behandeln, homöopathisch Mißhandelte aber setzen der Therapie einen noch viel größeren Widerstand entgegen, weil die Mittel mit ihrer einmaligen Wirkung meist schon alle verordnet wurden, aber in falscher Dosis oder im unrichtigen Moment und fast stets mit unzureichender Wirkungsdauer, so daß man nachher oft monatelang warten muß, bis wieder eine halbwegs korrekte Therapie möglich ist, welche noch dazu immer viel schwächer wirkt als bei Patienten, welche unsere Mittel noch nie bekommen haben und ihre Wirkungen noch mit ungeschädigter Energie in gut gezielte Abwehrreaktionen umsetzen.

Allopathische Unterdrückungstherapie ist zweifellos nicht gut, stümperhafte Homöopathie ist aber noch weit schlechter hinsichtlich der Prognose.

Handelt es sich um einen rezidivierenden oder um einen chronischen Rheumatismus, so können, ja sollen zunächst auch die in diesem Kapitel besprochenen Mittel angewandt werden. Erst wenn die Krankheit soweit gemildert ist, daß die subjektiven Beschwerden erträglich sind, geht man auf die chronischen Mittel über, von welchen man eines nach dem anderen gibt, falls mehrere nötig sind, wobei aber Bedacht darauf zu nehmen ist, daß jedes Mittel ungestört mindestens 3—6 Monate lang seine Wirkung entfalten kann, bis der ihm unterstellte chronische Komplex gründlich beseitigt ist. Das wird in den späteren Kapiteln noch eingehender erörtert werden; hier beschränke ich mich auf dasjenige, was man bei der Behandlung des akuten Rheumas bereits wissen muß, um Fehler zu vermeiden, welche später die konstitutionelle Behandlung hindern könnten.

**Affinitäten:** In einer Arbeit wie der vorliegenden, wo es sich darum handelt, dem praktizierenden Homöopathen Hinweise auf die besonderen Wirkungen der Mittel in bezug auf den Rheumatismus zu geben, konnte natürlich nicht vermieden werden, auf die Affinitäten hinzuweisen, welche ja für alle Mittel mehr oder weniger vorhanden, oft sogar sehr spezifisch sind. Dies darf aber nicht so aufgefaßt werden, wie es in der sog. kritisch-wissenschaftlichen Richtung der Homöopathie üblich geworden ist, daß man nämlich, um wissenschaftlich zu erscheinen, diesen Affinitäten einen besonders wichtigen Platz einräumt. Die Affinität kann höchstens als orientierendes Symptom betrachtet werden, darf aber keinesfalls den Ausschlag geben. Wenn sie neben der übrigen, viel wichtigeren Homöopathizität auch noch vorhanden ist, dann um so besser, doch kann ein gut gewähltes Mittel auch wirken und dazu noch viel causaler, wenn gar keine Affinität zum schmerzhaften Organ vorhanden ist. Denn das erkrankte schmerzhafte Organ ist ja immer nur ein Erfolgsorgan; die in ihm verlaufenden pathologischen Prozesse sind sekundärer Natur, niemals primärer. Wer dies bedenkt, wird der Affinität stets den ihr gebührenden Platz zweiten oder dritten Ranges anweisen, niemals aber in erster Linie auf die Affinität abstellen, was streng zu verurteilen ist, weil dies auf eine rein symptomatische Behandlung hinauslaufen würde. Wenn man diesen Punkt aber im Auge behält, vermögen die Affinitäten doch nützliche Hinweise für die Mittelwahl zu bieten, besonders im Anfangsstadium der Behandlung, wo man sehr oft über eine wenigstens symptomatische Besserung froh sein muß, teils aus subjektiven Gründen (Aufhören der Schmerzen), teils weil dies die weitere Behandlung erheblich erleichtert.

**Modalitäten:** Die Modalitäten erstrecken sich oft nur auf einen Teil, nur manchmal auf fast alle oder alle Symptome eines Mittels. Es war natürlich nicht möglich, in einer Arbeit von beschränktem Umfang jedesmal anzugeben, auf welche Symptome eine bestimmte Modalität beschränkt ist, außer in gewissen wichtigen und typischen Fällen. Dies ist meist nicht einmal aus den umfangreichen Materiae medicae klar ersichtlich. Mit der zunehmenden Erfahrung erkennt man aber immer mehr den Bereich jeder Modalität bei einem bestimmten Mittel, die hierin bestehenden Abweichungen beim gleichen Mittel usw., wie ja überhaupt die Theorie und schriftliche Belehrung nur den Weg weisen kann, während die Erfahrung eben alles ist. Um einer verkehrten Anwendung der Modalitäten tunlichst vorzubeugen, ist es nötig, auf diesen Punkt zu verweisen. Nehmen wir als Beispiel *Sarsaparilla.* Dort heißt es: Verschlimmerung am Ende und nach der Miktion. Diese Verschlimmerung erstreckt sich hier natürlich nur auf die Symptome des Urogenitaltraktes, nicht aber auf den Rheumatismus, während die Verschlimmerung durch feuchtes Wetter mehr die rheumatischen Schmerzen betrifft und die Verschlimmerung nachts sowohl die rheumatischen Schmerzen als auch die Beschwerden des Urogenitaltraktes erfaßt. In vielen Fällen ist dies logisch abzuleiten, in anderen aber ist nur die Erfahrung maßgebend.

Im folgenden werden nun die Mittel nach den Gesichtspunkten besprochen, welche für ihre Anwendung beim Rheumatismus ganz besonders maßgebend sind. Wie gesagt, ist es aber auch hier grundsätzlich so, daß man stets den ganzen Menschen mit all seinen psychischen, funktionellen und läsionellen Symptomen sowie mit seinen Modalitäten betrachten, alsdann die Symptome nach ihrer Wertigkeit ordnen und die 8—12 hervorragendsten der Reihe nach aufschreiben und repertorisieren muß, wie ich es in meinen Kursen lehre.

Wenn der Geübte auch in vielen Fällen ein etwas abgekürztes Verfahren anwenden kann, so ersetzt dies keineswegs die klassische, oben angegebene Methode. Es ist aber so, daß in der Eile der Praxis der Arzt mitunter keine Zeit hat, einen Fall sogleich zu repertorisieren, weshalb ihm eine Zusammenstellung willkommen sein muß, die ihn instand setzt, rasch das Wesentliche eines Mittels unter dem Aspekt des Rheumatismus zu erfahren, um zunächst einmal, ohne größeren Zeitaufwand, das anordnen zu können, was am dringlichsten ist. Außerdem erwirbt man sich eine bessere und vollständigere Kenntnis der Mittel, wenn man sie unter verschiedenen Gesichtswinkeln betrachten lernt. Daher lohnt sich eine solche Zusammenstellung sowohl aus einem praktischen Grunde als auch wegen der damit verbundenen Vertiefung der Mittelkenntnis. Auch bei der Verwertung der Repertorisationsergebnisse leistet eine solche Zusammenstellung gute Dienste.

Wenn man dies beherzigt und danach verfährt, dann wäre der Zweck dieser Arbeit erreicht; hingegen wäre es verfehlt, zu glauben, daß man nur nach diesem Büchlein allein verfahren und nur dieses allein kennen müsse, um damit schon imstande zu sein, den Rheumatismus homöopathisch zu behandeln. Kennen und können muß man die ganze Homöopathie mit allen ihren Gesetzen. Nur im einzelnen gelten für den Rheumatismus vorwiegend die Aspekte, welche im nachfolgenden erläutert werden. Also das eine tun und das andere nicht lassen, sei das Grundgesetz unseres Handelns.

### 1. Aconit:

Aconit ist eines der wichtigsten Mittel bei allen akuten Entzündungen, insbesondere wenn sie plötzlich eintreten und sehr schmerzhaft sind. Außer bei sehr fieberhaften Fällen sind die psychischen Symptome von Aconit in der Regel nicht vorhanden. Seine Indikation stützt sich daher meist ausschließlich auf den plötzlichen Eintritt der Erkrankung, auf die bestehende Entzündung und auf die Schmerzen. Das Mittel leistet aber oft auch sehr gute Dienste als Einleitung der Kur bei chronischem Rheuma, wiewohl hier dann außer der Schmerzhaftigkeit kein weiteres Symptom von Aconit mehr vorhanden zu sein braucht.

### 2. Bryonia (R)*):

**Allgemeine Charakterisierung:** Bryonia wirkt auf alle serösen Membranen, erzeugt Muskelschmerzen, deren Charakter von den Probanden als stechend und ziehend beschrieben wurde, schlimmer durch Bewegung und besser durch Ruhe. Diese typischen stechenden Schmerzen können überall auftreten, besonders aber im Brustraum (Rippenfellentzündung!). Berührung verschlimmert, breiter Druck bessert *(Colocynthis:* leichte Berührung unerträglich, kräftiger Druck mildert). Alle Schleimhäute sind trocken. Heftiger Durst auf kalte Getränke, rissige Lippen, bitterer Geschmack, Steingefühl im Magen sogleich nach den Mahlzeiten *(Kalium bichr., Kalium sulf., Abies nigra).* Harter, trockener Stuhl, wie verbrannt. Trockener Husten, schlimmer durch Eintritt ins Warme (ähnl. wie *Antimoniun crud.* und *Natrium carb.).* Robuste Konstitution, reizbar.

Spezielle Wirkung auf die Gelenke: Steifigkeit und stechende Schmerzen in der Kreuzgegend; Gelenke der Extremitäten, besonders die großen, geschwollen, heiß.

**Modalitäten:** Schlimmer durch Wärme, geringste Bewegung, durch Essen, durch heißes Wetter, durch Berührung, schlimmer morgens; besser durch Liegen auf der schmerzhaften Seite, besser durch Ruhe im Bereich der Brust, durch breiten Druck, Ruhe und Kühlung (kalte Getränke). Belastet ist mehr die rechte Seite.

### 3. Rhus Toxicodendron:

Hat besondere Affinität zur Haut (Ekzeme, Dermatitis), zu den Bändern und Sehnenansätzen, wo es Entzündung, fibröse Ausschwitzung, Verdickungen und Schmerzen hervorruft. Eines der Hauptmittel bei akutem und subakutem Rheumatismus. Ziehende Schmerzen wie wenn Muskeln und Sehnen zu kurz wären. Steifigkeit wie einge-

*) (R) = von Dr. Robert RÖMER verfaßt

rostet, muß sich bewegen, um gelenkig zu werden. Besonders geeignet bei rheumatischen Schmerzen, welche nach Verheben, plötzlichen heftigen Bewegungen, Verrenkung oder Muskelzerrung eintreten, aber auch bei Beschwerden nicht rheumatischer Natur nach obigen Traumen.

Lumbosacralschmerzen, besonders nach dem Aufstehen am Morgen, nach Aufstehen vom Sitzen oder nach Zusammenkauern, nach Gartenarbeit; Rheuma des Nackens, der Oberschenkelmuskeln, Ischias, Rheuma aller Gelenke.

**Psyche:** Äußerste Unruhe, muß sich ständig bewegen und die Lage wechseln, Unruhe in den Beinen, Angst vor der Nacht, keine Lebensfreude, es ist ihm alles verleidet bis zu Suicidgedanken.

**Begleitsymptome:** Cervicale Lymphdrüsenschwellungen mit stechenden Schmerzen gegen Pharynx und Ohren ziehend, Verschlimmerung am Abend, Dermatitis und Ekzeme, stark entzündlich. Appetitlosigkeit mit heftigem Durst, Neigung zu Milch, weiß belegte Zunge mit gerötetem Dreieck an der Zungenspitze und geröteten Rändern, Zungenbrennen, trockener Mund, Leibkollern, Durchfall mit schleimig-blutigen Stühlen, Conjunctivitis.

**Schlimmer:** in Ruhe und bei Beginn der Bewegung, durch feuchte Kälte, nachts, nach schwereren körperlichen Anstrengungen, nach Verrenkungen.

**Besser:** durch Bewegungswechsel, bei fortgesetzter leichter Bewegung, durch trockenes Wetter, Frottieren, warme Anwendungen.

**Mittelfolge:** *Bryonia*, *Rhus Tox.*, *Calc. carb.*, *Calc. fluor.*, *Phytolacca.*

**Differentialdiagnostische Hinweise:**

*Bryonia:* Verschlimmerung bei Bewegung, Besserung bei Ruhe
*Rhus radicans:* fast dieselben Indikationen
*Arnica:* mehr angezeigt nach Kontusionen
*Lachesis:* Verschlimmerung im Frühling, bei feucht-warmem Wetter

## 4. Ranunculus bulbosus

(s. S. 68)

## 5. Ranunculus sceleratus

(s. S. 69)

## 6. Apis:

Arthritiden begleitet von Schwellungen der Gelenke. Meist monoarticulär mit Ausnahme der Fingergelenke, welche dann meist in der

Mehrzahl befallen sind. Die Gelenkschwellung ist ein obligatorisches Begleitsymptom; ist sie blaßrot, teigig und sehr empfindlich auf Berührung, so ist sie besonders typisch für Apis.

Befallen sind besonders die Synovia und das periarticuläre Gewebe. Das Mittel ist vor allem indiziert bei Frauen mit Polyarthritis der Fingergelenke, insbesondere wenn diese mit innersekretorischen Störungen (Hypothyreoidismus, Praemenopause und Menopause) sowie mit Fettsucht einhergeht.

**Übrige Symptome:** Kein Durst, wenig Urin, oft leichte Albuminurie, schwache Regeln oder auch Amenorrhoe.

**Psychismus:** Apathisch, Ungeschicklichkeit (läßt Gegenstände fallen); eifersüchtig, weinerlich, leicht beleidigt, empfindlich gegen psychische Einflüsse (Emotionen, Verdruß); Schwierigkeit, sich zu konzentrieren; Angstgefühle, besonders Oppressionsgefühl in der Brust, welches den Patienten zwingt, die Kleider zu öffnen, besonders im warmen Zimmer.

**Schlimmer:** durch Zimmerwärme, Kleiderdruck, abends, beim Niederlegen ins Bett, atmosphärische Hitze, Sommerhitze, aber auch feuchte Kälte, saure Speisen, Milch.

**Besser:** trockene Kühle, Aufstoßen.

**Differentialdiagnostische Hinweise:**

*Ledum:* ebenfalls Verschlimmerung durch Hitze, Besserung durch Kälte, aber weniger akut, Schmerzen von unten nach oben gehend, bei *Apis* nicht wandernd, Schmerzen: Verschlimmerung nachts, Apis-Psyche nicht vorhanden, überhaupt wenig psych. Symptome.

*Pulsatilla:* viel sanfterer Typus, stark auf psych. Anteilnahme der Umwelt ansprechend, ebenfalls Besserung durch Kälte, schlimmer durch Wärme und kein Durst, wandernder Rheumatismus, außer Kniegelenk, wo er stationär sein kann. Verschlimmerung durch Hängenlassen der befallenen Glieder, Verschlimmerung durch fette Nahrung (Magendarmtrakt und Übelkeit), Schwellung der Arm- und Handvenen, schlimmer durch Wärme.

*Guajacum:* gleiche Modalitäten, befällt vor allem das fibröse Gewebe. Beschwerden in Kopf, Gesicht und Nacken, Schultern, Armen, Händen und Fingern. Weniger Schwellungen als *Apis*, aber mehr Neigung zu Kontrakturen und Deformationen. Besonders typisch ist das Gefühl von lokaler Wärme in den befallenen Gelenken. Verschlimmerung durch Berührung, Besserung durch stärkeren gleichmäßigen Druck.

## 7. Ledum palustre:

**Rheuma,** welches in den Untergliedern beginnt und aufsteigt. Rheuma- und Gichtknoten an Fingern und Zehen, die meist schmerzhaft sind. Frostiger Mensch; die kranken Glieder fühlen sich kalt an, doch besitzt der Patient auch insgesamt keine hinreichende Körperwärme. Neigung zu Schwellungen, besonders der Knie und Fußgelenke, welche dann beim Gehen stark schmerzen. Jucken der Füße und Fußgelenke, welches sich durch Kratzen verschlimmert. Leichtes Vertreten. Neigung zu Blutextravasaten, insbesonders nach leichten Verletzungen.

**Psyche:** nicht besonders typisch, doch findet sich Ängstlichkeit, Schüchternheit, gepaart mit Heftigkeit und Neigung zu Verdrießlichkeit, auch Verlangen nach Alleinsein.

**Schlimmer:** durch Wärme, besonders Bettwärme, nachts.

**Besser:** durch Kälte, kalte Bäder.

## 8. Colchicum (R):

Die Anwendung dieses Mittels in Gichtanfällen war in der Schulmedizin früher mehr als heute üblich. Die Hauptwirkung erstreckt sich auf Muskelgewebe, Periost und Synovialhäute der Gelenke, die rot, heiß und geschwollen erscheinen. Ziehende Schmerzen, schlimmer durch Berührung. Besonders befallen sind Großzehen und nicht selten die Daumengelenke. Hervorstechende Symptome sind die allgemeine Mattigkeit, das innerliche Kältegefühl (besonders im Bereich des Darms, aber z. B. auch in den Knien) und die Kollapsneigung mit Erbrechen, besonders auf Speisegerüche hin. Üble Folgen unterdrückten Schweißes. Träumt von Mäusen *(Puls.:* von Katzen, *Lac can.:* von Schlangen). Brennen oder eisige Kälte im Magen; Durst auf alkoholische Getränke. Pleuritis, Pericarditis.

Spezielle Beschwerden rheumatischer Art: Scharfe Schmerzen im linken Arm abwärts. Bei warmem Wetter Ziehen in den Gliedern, bei kaltem Stechen; Glieder zerschlagen, schwach, mit Kribbeln. Schmerzen schlimmer bei warmem Wetter und abends und nachts. Schmerz in den Großzehen und Fersen, schlimmer durch Berührung und Bewegung. Ödematöse Schwellung und Kälte der Beine und Füße. Kreuzweh besser durch Ruhe und Gegendruck.

**Modalitäten:** schlimmer von Sonnenuntergang bis -aufgang, durch Bewegung, Gemütsbewegung, geistige Anstrengung, Speisegerüche. Kreuz besser in gebeugter Haltung.

## 9. Ruta graveolens:

Schmerzen der Wirbelsäule, der Lumbosacralgegend, besonders am Morgen im Bett, Arthritis der Handgelenke, Kontrakturen der Beugesehnen der Hände, Ischias, Gefühl des Zukurzseins der Beugesehnen, der Achillessehnen, Schmerzen in den Fußknochen und Fußgelenken.

**Psyche:** Unruhe, Melancholie, Depression infolge der Krankheit.

**Begleitsymptome:** Kopfschmerzen nach Anstrengung der Augen, Akkommodationsstörungen mit Schmerzen, Verstopfung mit Durchfall abwechselnd, Durchfall nach Gemüse oder Früchtegenuß, Gefühl, die Blase sei zu voll mit häufigem Urindrang, Magenschmerzen.

**Schlimmer:** beim Liegen, durch Kälte, Feuchtigkeit.

**Differentialdiagnostische Hinweise:**

*Phytolacca:* schießende Schmerzen wie elektrische Schläge in Schultern mit Behinderung des Armhebens, Schmerzen der Fersenbeine, der Beine, der Fußgelenke und Füße, Verschlimmerung nach Anginen, nach Durchnässung, durch feuchtkaltes Wetter, Bewegung.

*Rhus Tox.:* (s. S. 45)

*Silicea:* Antipsoricum (s. S. 117)

*Arnica:* Schmerzen in Rücken und Gliedern, wie zerschlagen, gerädert oder verrenkt, Überempfindlichkeit beim Liegen, jedes Lager erscheint zu hart, Muskelkater, aufsteigende rheumatische Schmerzen, Verschlimmerung bei feuchter Kälte, nach Trauma.

## 10. Formica rufa:

Auch dies ist ein typisches rheumatisches Mittel; es wird ja seit altersher in der Hauspraxis zu Einreibungen angewandt. Es eignet sich für Fälle von Gicht und Gelenkrheumatismus, wenn die kleinste Bewegung die Schmerzen erhöht, aber Druck bessert. Das Mittel ist auch geeignet, um bei Überanstrengung, Überdehnung der Gelenkbänder und Luxationen Erleichterung zu bringen, ähnlich wie *Rhus Tox.* Formica rufa hat Beziehungen zum Tuberkulinismus und zur Colibazillose.

**Rheuma:** erratische Schmerzen, welche meist plötzlich auftreten, oft auch nach brüsker oder auch nach länger fortgesetzter Bewegung (Überanstrengung der Muskeln). Die Schmerzen sitzen besonders häufig an den Sehnenansätzen und an den Insertionsstellen der Ligamente. Akute Anfälle von Rheuma sind in der Regel begleitet von reichlichen Schweißen, welche n i c h t erleichtern. Schwäche der unteren Extremitäten.

**Übrige Symptome:** Formica rufa hat keine deutlichen psychischen Symptome, hingegen ist der Patient charakterisiert durch eine große physische Fatigabilität, ferner durch die offenbar von den rheumatischen Giften hervorgerufenen Intestinalspasmen, welche von einem sehr übelriechenden Durchfall begleitet sind und meist morgens früh oder kurz nach dem Frühstück einsetzen. Häufig ist auch das Urogenitalsystem befallen: der Urin ist dann trübe, übelriechend, er enthält oft etwas Albumin; seine Ausscheidung ist reichlich und im Sediment finden sich Urate. Als Allgemeinsymptom ist noch bemerkenswert: Neigung zu Erkältungen.

**Schlimmer:** durch Kälte, kalte Bäder oder Waschen mit kaltem Wasser, Luftfeuchtigkeit; vor einem Schneefall oder Schneesturm, Bewegung.

**Besser:** durch Wärme, Druck und Hautfrottierung.

**Differentialdiagnostische Hinweise:**

*Berberis vulgaris:* steht am nächsten, es ist von Formica rufa ziemlich schwierig zu unterscheiden, weil seine Modalitäten identisch mit denen der letzteren sind. Bei *Berberis* ist aber das Harnsystem in der Regel befallen, ferner auch die Leber, welch letztere bei Formica rufa nicht angegriffen ist.

*TK:* ist auch ein magerer, schwacher und aufgeregter Tuberkuliniker mit morgendlicher Diarrhoe. *TK* ist infolgedessen das natürliche Komplement für Formica rufa in chronischen Fällen.

## 11. Berberis vulgaris (R):

Allenthalben Neigung zu rheumatischen, gichtischen Ablagerungen, speziell von Harnsäure, Neigung zu Steinbildungen in den Harn- und Gallenwegen. Ablagerungen auch in Muskeln und Gelenken. Oft lumbago-ähnliche Schmerzen in den Lenden, besonders links (*Lycopodium, Sarsaparilla, Solidago* rechts), Schmerz von dort in den Rücken hinauf und nach vorn in den Leib in Richtung Harnblase, Urin rotsatzig, muddlig. Rheumatische Schmerzen besonders der Mittelhand- und Fußknochen, als ob dort ein Nagel eingeschlagen sei. Schmerzen und Schwellungen der Schulter-, Arm- und Fingergelenke. Alle Beschwerden besser in Ruhe, schlimmer in Bewegung und im Stehen.

## 12. Stellaria media (R):

Scharfe, schießende Schmerzen allenthalben, steife Gelenke, geschwollene, gerötete Fingergelenke, Kreuzschmerzen von den Lenden in die Gesäßmuskeln und die Oberschenkel hinab, Schmerzen besonders aber auch in der Schultermuskulatur.

**Modalitäten:** Schmerzen morgens schlimmer, schlimmer durch Wärme, besser durch Bewegung, frische Luft und abends (ähnlich wie *Pulsatilla*).

## 13. Dulcamara:

Ebenfalls wichtiges Antirheumaticum, charakterisiert durch Auftreten und Verschlimmerung der Symptome im Herbst, wenn nach dem warmen Sommer die ersten kühlen Nächte auftreten. Nakkensteifigkeit, Lumbosacralschmerzen, besonders beim Aufrichten nach Bücken, Gartenarbeit. Rheuma des Schultergürtels. Schmerzen in den Tibiae, Facialisneuralgien, Rheuma alternierend mit Diarrhoe, Asthma oder Hauteruptionen aller Art. Lymphdrüsenschwellungen, Hautjucken, Urticaria, Hand- und Fußschweiß, eiskalte Füße, überhaupt frostiger Mensch, Neigung zu Schnupfen und verstopfter Nase mit trockenen Schleimhäuten. Starker Durst nach kalten Getränken; schneidende, ziehende Schmerzen in der Nabelgegend, Abneigung gegen Nahrungsaufnahme, Appetitlosigkeit, Harndrang bei kühlem Wetter. Seine Wahl wird vor allem durch seine Modalitäten bestimmt. Wenig psychische Symptome.

**Schlimmer:** durch Kälte aller Art, Durchnässung, Aufenthalt an feuchten Orten, im Herbst bei Eintreten kühler Nächte nach sonst noch warmer Tagestemperatur, Regenwetter, nachts.

**Besser:** durch Wärme aller Art, Bewegung.

## 14. Nux vomica (R):

Hager, nervös, reizbar, unternehmungslustig, immer gespannt, arbeitet viel geistig, sitzt demgemäß viel, arbeitet bis in die Nacht hinein. Da er fortwährend seinen Geist be- und überbeanspruchen muß, greift er zu anregenden Mitteln, zu Kaffee und Wein, raucht sehr viel, sitzt gern bis tief in die Nacht bei Wein und Weib, die ihn die Last des Tages vergessen lassen sollen. Anderntags hat er natürlich einen Brummschädel und ist garstig. Magenbeschwerden mit Verstopfung, worauf er zu Abführpillen und Leberpillen greift, was ihm dann zur trauten Gewohnheit wird.

**Wahlanzeigende Symptome:**

1. Reizbarkeit, Empfindlichkeit gegen Geräusche, Licht, Gerüche, Berührung, ihn ärgert die Mücke an der Wand.
2. Verschlimmerung aller Beschwerden 1—2 Stunden nach den Mahlzeiten, morgens, beim Erwachen und durch trockene Kälte.
3. Besser bei feuchtem Wetter, im warmen Zimmer.

**Rheumatische Beschwerden:** Meist akuter Hexenschuß mit Schmerzen, besonders morgens *(Staphisagria)* bei geringster Bewegung, Kreuzschmerzen; muß sich erst aufsetzen, wenn er sich im Bett drehen will (JOUSSETsche Verordnung: *Bryonia* und *Nux vom.* im Wechsel in Tiefpotenz).

## 15. Strychninum:

Hauptsächlich Affinität zu Muskeln, welche sich gespannt und hart anfühlen, Muskelzwitschern und spastisches Zittern, Muskelsteifigkeit, besonders Nacken, Rücken, Psoas, Glutaei, Quadriceps, Sartorius und Abdominalmuskulatur.

**Psyche:** Reizbar, Überempfindlichkeit gegen alles, besonders Berührung, Libido stark erhöht. Eiseskälte der Wirbelsäule, abwärtsziehend.

**Schlimmer:** durch Berührung, geringste Anstrengung, schon bei Intention sich zu bewegen, Geräusche, nach dem Essen.

**Besser:** durch Bettruhe, Ferienentspannung.

**Differentialdiagnostische Hinweise:**

*Nux vomica:* sehr ähnlich, aber weniger Verschlimmerung durch Intention zur Bewegung, hingegen sehr verschlimmert durch Kälte, Essen, Alkohol, Kaffee.

## 16. Pulsatilla:

Pulsatilla ist ein Mittel bei wandernden Rheumabeschwerden, welche besonders die unteren Extremitäten befallen, oft im Hüftgelenk beginnen, von dort in die Beine hinabschießen und meist plötzlich aufhören. Eine typische Lokalisation ist ebenfalls das Kniegelenk, welches dann meist stark geschwollen ist.

**Leitsymptome:** Schüchtern, zaghaft, sehr wechselnde Stimmung mit Neigung zum Weinen ohne triftigen Grund. Sehr abhängig vom Benehmen der Umgebung, himmelhoch jauchzend, wenn man nett zum Patienten ist, zu Tode betrübt beim geringsten Tadel oder der geringsten Bemerkung. Die Menses sind meist schwach, unregelmäßig, vor allem verzögert und fließen nur tags. Oft lange Perioden von Amenorrhoe. Unverträglichkeit von Schweinefleisch und Fetten. Durstlosigkeit.

**Modalitäten:** Verschlimmerung durch Hitze, vor allem warmes Zimmer, fette Nahrung, vor allem Schweinefleisch, nach dem Essen, gegen Abend, beim Hängenlassen der Beine und beim Stehen. Besserung durch frische Luft, leichte Bewegung, kalte Umschläge, durch kalte Speisen und Getränke.

## 17. Kalmia (R):

**Allgemeine Charakterisierung:** Das Mittel hat rasch umherziehende rheumatische Schmerzen, Brechneigung mit auffällig langsamem Puls *(Digitalis)*, Herzklopfen. Schmerz im Mageneingang. Steifheitsgefühl in den Augenmuskeln *(Bryonia, Ruta)*, schlimmer bei Bewegung. Gesichtsneuralgie meist rechts. Schmerz in rechter Schulter, taubes, kaltes Gefühl im linken Arm. Schmerzen in den 3 obersten BW-Segmenten zu den Schulterblättern, Kreuzschmerz, Schmerzen in Hüften, Knien, Fußgelenken. Die Schmerzen ergreifen stets große Teile einer Gliedmaße oder mehrerer Gelenke, rasch durchziehend. Taubheitsgefühl und Kältegefühl in den Gliedern. Schmerz entlang den Nn. ulnares bis in die Zeigefinger. Gelenke heiß, geschwollen, gerötet.

**Modalitäten:** Schlimmer durch Vorwärtsbeugen, bes. die Herz- und Magenbeschwerden (*Kalium carb.*, *Colocynthis* umgekehrt), schlimmer bei Blick abwärts. Schwindel, schlimmer durch Bewegung, durch frische Luft wie *Kreosot*, das aber Besserung durch Bewegung hat.

## 18. Actaea racemosa:

Dieses Mittel hat eine besondere Affinität zu den Muskelbäuchen, wo es entweder heftige lanzinierende Schmerzen, aber auch ein dumpfes Zerschlagenheitsgefühl hervorrufen kann. Dazu kommen noch krampfartige Muskelschmerzen, schmerzhaftes Spannungsgefühl im Nacken, insbesondere in der o b e r e n Halswirbelsäule. Es finden sich auch Schmerzen in der Achillessehne, Steifigkeit der Fußgelenke sowie Schmerzen in den Muskeln des Rückens, begleitet von Steifigkeit und spastischen Kontrakturen, welche verschlimmert sind beim Liegen auf dem Rücken.

**Psychische Symptome:** Gefühl, als ob der Kopf von Nebel oder von einem Schleier eingehüllt wäre, begleitet von starker Depression. Vorahnungen von bevorstehendem Unglück; Furcht, in einem geschlossenen Wagen zu fahren, dazu Logorrhoe. Halluzinationen von Ratten und Mäusen. Am typischsten sind seine weiblichen Genitalsymptome, als welche vorkommen: Amenorrhoe, Schmerzen in der Ovarialgegend, welche sowohl nach oben als auch an die Vorderfläche der Oberschenkel als auch quer ausstrahlen. Die Regeln sind stark, dunkel und von Gerinnseln durchsetzt, oft übelriechend und von Rückenweh und Nervosität begleitet. Vor und während der Regeln Schmerzen, welche quer von einer Hüfte zur andern verlaufen.

**Schlimmer:** morgens, während der Regeln, Kälte. Ferner werden die Beschwerden um so schlimmer, je s t ä r k e r der Regelfluß ist.

**Besser:** durch Wärme, während des Essens.

## 19. Lachnanthes:

Lachnanthes ist ein Mittel, welches bei Arthritis und Myalgie der Halswirbelsäule noch selten versagt hat. Es hat allerdings wenig typische Symptome: Frösteligkeit zwischen den Schulterblättern und Frostigkeit im allgemeinen, ferner ein Gefühl, als ob der Kopf aufgedunsen wäre. Da es nicht hinreichend geprüft ist, wird man es vorzugsweise in niederen Potenzen geben.

## 20. Caulophyllum:

Dieses Mittel hat eine besondere Affinität zu den Fingern und eignet sich daher ganz besonders bei rheumatischen Affektionen, bei denen die Fingergelenke (oder auch die Zehengelenke) betroffen sind. Auch finden sich oft Schmerzen in den Handgelenken, sie werden schlimmer beim Schließen der Hände. Daneben bestehen erratische Schmerzen, welche alle paar Minuten den Ort wechseln.

Im übrigen hat das Mittel vor allem Symptome der weiblichen Genitalorgane, insbesondere Infiltration des Muttermundes, ferner spastische Schmerzen in der Gebärmutter, welche nach allen Richtungen ausstrahlen. Neigung zu Abort und Dysmenorrhoe, ebenfalls mit ausstrahlenden Schmerzen. Die Menses sind stark, dazu reichliche Leukorrhoe.

## 21. Guajacum:

Guajacum ist ein typisches Mittel der arthritischen Diathese und hat besondere Affinität zu den Gelenken, den Ligamenten und den Tonsillen. Es hat ferner Beziehungen zur Psora und zur Syphilis, so daß der mit den Symptomen von Guajacum erkrankte Rheumatiker stets auf diese zwei Diathesen kontrolliert werden sollte.

Die rheumatischen Schmerzen betreffen vor allem die Schultern, Arme, Hände und Finger und sind im akuteren Stadium begleitet von schmerzhaften Schwellungen der Gelenke, welche Druck absolut nicht vertragen und durch ihn verschlimmert werden. Gleichzeitig besteht oft ein Hitzegefühl in den erkrankten Organen. Es besteht Neigung zu deformierenden Gelenkentzündungen, aber auch die Muskeln sind ergriffen und weisen erhebliche Steifigkeit auf, so daß der Kranke besonders an Beugebewegungen gehindert ist. Beim Versuch, die Gelenke zu beugen, treten lanzinierende Schmerzen auf. Als Begleiterscheinungen finden sich chronische Tonsillitis, Neigung zur Eiterung, Kopfschmerzen rheumatischer Art (Kopfgicht der Alten), welche vom Gesicht oder Vorderhaupt zum Nacken ziehen und oft in einem Stichschmerz endigen. Solche Schmerzen finden sich auch an der Pleura. Dazu kommt auch eine rheumatische Oophoritis mit unregelmäßiger Menstruation und Dysmenorrhoe bei gleichzeitiger Blasenschwäche.

**Schlimmer:** durch Bewegung, Hitze, aber auch naßkaltes Wetter, Druck, von 18 bis 4 Uhr.

**Besser:** durch Ruhe, kalte Anwendungen, Äpfel (nach welchen der Patient ein großes Verlangen zeigt).

## 22. Stramonium:

Spannung und Krämpfe in den oberen Extremitäten, rheumatische Schmerzen im Hüftgürtel, Hüftgelenksarthritis und -arthrose mit heftigen Schmerzen, besonders links; hierfür außerordentlich wichtiges Mittel, oft selbst bei rechtsseitigem Leiden.

**Psyche:** Logorrhoe, denkt laut, muß alles sagen, was ihn bewegt, daneben aber auch ernst, düster mit religiösen Wahnideen oder doch starke Neigung, sich mit religiösen Problemen zu beschäftigen. Verschlimmerung abends bei Eintritt der Dunkelheit, sieht dann im Halbschlaf wilde Tiere, Geister, hört Stimmen, spricht mit unsichtbaren Mächten, muß beten, fluchen, singen, lachen. Plötzlicher Umschwung von Freude zu Trübsinn. Heftiger Charakter, oft starke Schlaflosigkeit infolge Gedankenzudrang, schon bei Kindern.

**Wichtige Leitsymptome:** Kalte Füße mit Hitzewellen im Gesicht.

**Schlimmer:** durch Dunkelheit, Alleinsein, Rechtsseitenlage, warme Getränke.

**Differentialdiagnostische Hinweise:**

*Lachesis:* ähnlich, bes. in psychischer Hinsicht. Verschlimmerung aber durch feuchte Wärme, Wetterumschlag, im Frühling, Kleiderdruck, bes. am Hals, nach Schlaf, beim Erwachen.

*Causticum:* Antipsoricum (s. S. 90)

*Calcarea carb.:* Antipsoricum (s. S. 78)

*Silicea:* Antipsoricum (s. S. 117)

*Tuberculinum:* Nosode (s. S. 101)

## 23. Chininum sulfuricum:

Ein tiefwirkendes Antirheumaticum, das häufig nicht hinreichend beachtet wird bei der Mittelwahl. Vor allem angezeigt bei akuter Polyarthritis rheumatica, polyarticulärer Gicht, Retrobulbärneuritis und paravertebralen rheumatischen Schmerzen infolge Affektion der sensiblen Wurzeln des Rückenmarks. Rheumatische Affektionen nach Infektionskrankheiten aller Art, besonders auch nach Malaria. Wenig psychische Symptome.

**Leitsymptome:** Schmerz und Druckempfindlichkeit der Wirbeldornfortsätze, besonders des C 7, welch letzteres Symptom ganz allein fast hinreichend für die Verordnung des Mittels ist. Kopfschmerzen in Stirn und Schläfen zugleich, Ohrensausen mit dumpfem brummendem Ton, auch Ohrenläuten begleitet von Verminderung des Gehörs. Hautjucken, Urticaria, Subikterus, sehr empfindliche Haut, Schwindel und Pulsation in den Kopfarterien mit Linkslateralität. Hat auf der Straße das Gefühl, umzufallen, was auch mitunter eintritt. Abneigung gegen Stehen, Neigung zum Liegen.

**Klinisches:** Neigung zu Blutarmut und Verarmung an Chloriden, Vermehrung der polynucleären Leukocyten.

**Modalitäten:** nicht charakteristisch.

**Differentialdiagnostische Hinweise:**

*Chininum salicyl.:* Rheuma mit Schwerhörigkeit, Ohrensausen und Ménière-Symptomen.

*Eupatorium:* ähnlich, aber Muskeln mehr befallen bei Fehlen der Ohr- und Gehörsymptome.

## 24. Acidum benzoicum (R):

Am charakteristischsten sind Geruch und Farbe des Urins. Urin riecht widerlich wie Pferdeharn, scharf, stechend, ist braun oder tiefrot. Auffällig ist der Wechsel der Urinbeschaffenheit. Die meisten rheumatischen Beschwerden treten auf in Zeiten mit spärlichem, hellem Urin von geringem spezifischem Gewicht. Erleichterung der Schmerzen in den Gelenken durch Ausschwemmung harnsaurer Salze mit Zunahme von Urinmenge und Anstieg des spezif. Gewichtes.

In den Gelenken reißende, stechende Schmerzen, Schwellungen, besonders in der Achillessehne nahe dem Fersenbein *(Aristolochia, Milhomens e radice, Aranea).* Die Schmerzen wandern von oben nach unten. Wechsel der Gelenkbeschwerden mit Beschwerden der Schleimhäute (Hals-Magen) oder auch mit Schmerzen am Herzen.

**Modalitäten:** Schlimmer durch Kälte, bei Wetterwechsel.

**Leitsymptome:** Übelriechender Urin, Wechsel der Beschwerden, Schmerz in Achillessehne, Fallneigung nach den Seiten bei Schwindel.

## 25. Eupatorium perfoliatum:

Dieses Mittel erweist sich als besonders indiziert bei Schmerzen der Muskeln, Knochen und Gelenke, wenn dieselben im Verlaufe einer akuten Infektionskrankheit (Grippe usw.) oder nach Ablauf derselben auftreten. Es heilt dann nicht nur die vorgenannten Schmerzen, sondern auch die ganze Grippe mit dem Fieber und alle übrigen dazu gehörigen Symptome. Man muß also, wenn Eupatorium indiziert ist, nur dieses geben und nicht etwa, wie in der Schulmedizin, noch *Aconit* als Fiebermittel, was ganz verfehlt wäre. Die Schmerzen haben den Charakter des Zerschlagenseins, können sehr heftig und unerträglich sein; meist weichen sie schon wenige Minuten, auf alle Fälle wenige Stunden nach der Verabreichung von Eupatorium perfoliatum.

**Wahlanzeigende Begleitsymptome:** Schwindel mit Gefühl nach links umzufallen, Leberschmerzen, Schmerzen in den Augäpfeln, Gallebrechen, Fieber am Morgen zwischen 7—9 Uhr maximal, Schweiß mildert erheblich oder beseitigt vorübergehend alle Beschwerden. Kopfschmerzen, Schnupfen mit starkem Niesen, Heiserkeit, Husten mit Schmerzen in der Brust, oft typische Periodizität, Schrunden in den Mundwinkeln, gelber Zungenbelag, heftiger Durst. Diese Symptome können z. T. fehlen, 2 oder 3 davon genügen zur Indikation.

**Schlimmer:** Periodisch, zwischen 7—9 Uhr.

**Besser:** durch Schweißausbruch, in Bauchlage auf Knie und Hände gestützt, nachmittags.

**Differentialdiagnostische Hinweise:**

*Baptisia:* Verschlimmerung ab 11 Uhr, Nacken besonders befallen, Somnolenz, Sensorium getrübt, glaubt, daß der Körper in einzelne Teile auseinandergefallen sei, und sucht die verschiedenen Stücke im Bette zusammen; stuporös. Besserung: feuchte Wärme, im warmen Zimmer, Nebelwetter.

*China:* ähnliche rheumatische Symptome. Verschlimmerung bei leisester Berührung, während fester Druck Besserung bewirkt. Häufiges Nasenbluten, Abdomen durch Gas aufgetrieben ohne Besserung durch Luftaufstoßen, Schweiße erleichtern nicht, sondern Pat. fühlt sich nachher bes. schwach, wöchentliche Periodizität.

## 26. Aesculus (R):

**Hauptwirkungsrichtung:** Venöses System, Bindegewebe (Erschlaffung). Venen allenthalben erweitert: Krampfadern, Hämorrhoiden, Rachenvenen, ähnlich wie bei *Hamamelis* und *Collinsonia.* Stauung der Pfortader mit Hämorrhoiden, die stark schmerzen mit Ausstrahlung zum Steiß- und Kreuzbein sowie zu den Hüften hin. Gefühl, als stecke das Rectum voller Splitter (wie bei *Collinsonia*). Parästhesien besonders der Finger, taube Fingerspitzen.

**Schlimmer:** Die Rücken- und Kreuzschmerzen sind schlimmer durch Gehen und Bewegen, morgens beim Erwachen, durch Darmbewegungen, nach dem Essen, nachmittags und im Stehen.

**Besser:** durch Kühlung, frische Luft (wie *Hamamelis,* von dem es sich leicht durch die immer anzutreffenden Parästhesien abgrenzen läßt). *Collinsonia:* besser durch heiße Anwendungen.

## 27. Sanguinaria:

Sanguinaria ist bekannt als Spezificum gegen den rheumatischen Schulterschmerz, besonders rechtsseitig; es hat aber auch Affinität zur Halswirbelsäule und zum linken Hüftgelenk, ferner besitzt es neuritische Schmerzen, ebenfalls mit Rechtslateralität, wie dies überhaupt für das Mittel charakteristisch ist.

**Leitsymptome:** Periodisches rechtsseitiges Kopfweh, beginnend im Hinterkopf gegen Vertex und rechte Stirnhälfte ziehend, sich schließlich über dem rechten Auge festsetzend und begleitet von Übelkeit oder Erbrechen. Beginnend beim Erwachen, Kulminationspunkt beim Sonnenhöchststand, gegen Abend verschwindend, also, was sehr interessant ist, mit der Sonne verlaufend. Neigung zu Hitzewellen im Gesicht, mit Röte der Wangen und brennendem Gefühl, Abneigung gegen Butter, Durst, Neigung zu pikanten Speisen.

**Verschlimmerung** nachts für den Schulterrheumatismus ist typisch.

**Besser:** nachts.

**Differentialdiagnostische Hinweise:**

*Ferrum met.:* ebenfalls Schultergelenk, aber ohne Seitenbevorzugung, nicht von Sonnenstand abhängig, Verschlimmerung durch Bewegung, Besserung nachts, Verschlimmerung durch Eier; Nausea, Verschlimmerung nach Essen.

*Ferrum phos.:* ebenfalls Rechtslateralität. Unterscheidung schwierig.

*Syphilinum:* Antisyphiliticum (s. S. 122)

*Rhus Tox.:* Verschlimmerung bei Beginn der Bewegung, Feuchtigkeit.

## 28. Staphisagria:

Staphisagria ist gekennzeichnet durch seine Affinität zur Sexualsphäre. Sein Rheumatismus lokalisiert sich vor allem in der Lumbal- und Sacralgegend, Verschlimmerung am Morgen vor dem Aufstehen, beim Bücken und Drehen. Die Extremitäten sind wie zerschlagen, speziell die Wadenmuskulatur. Schmerzhafte Gelenksteifigkeit, vor allem der unteren Extremitäten und der Schultergelenke; letztere verschlimmern sich beim Draufliegen. Arthritis der Metacarpalgelenke. Dumpfer Schmerz der Gesäßmuskulatur, ausstrahlend zum Hüftgelenk und zur Lumbosacralgegend.

**Psyche:** Nervös, reizbar, hypersensibel, Sexualhypochonder, Neigung, ständig von sexuellen Dingen zu sprechen, Zotenreißer, macht sich aber dann Selbstvorwürfe. Coitus und Abgang von Samen beim Stuhlgang schwächen ihn. Er fühlt sich schuldig nach galanten Abenteuern; äußerst empfindlich gegen das, was andere über ihn denken und sagen; Neigung zu Einsamkeit.

**Weitere Symptome:** Störungen der Miktion, Harnverhaltung oder Sphinkterschwäche, Cystitis der frisch verheirateten Frau, Hordeola und Chalazion, Gebärmuttersenkung, Ekzem des Nackens.

**Schlimmer:** durch Ärger, Entrüstung, Verlust von Körpersäften, sexuelle Exzesse, Tabakrauchen, Berührung.

**Besser:** nach Frühstück, durch Wärme und südliches Klima, Bettruhe.

**Differentialdiagnostische Hinweise:**

*Agaricus:* Lumbosacralschmerzen, wie wenn die Wirbel voneinander abgeglitten oder verrenkt wären. Verschlimmerung durch Kälte. Besserung: vor Gewitter, nach Essen, nach Coitus, durch Bewegung.

*Antimonium tart.:* (s. S. 65)

*Bryonia:* (s. S. 45)

*Cobaltum:* (s. S. 108)

*Rhus Tox.:* (s. S. 45)

*Sulfur:* ebenfalls Schmerzen der Gesäßmuskulatur mit Ausstrahlung in Oberschenkel und Hüftgelenk, aber Verschlimmerung durch warmes Zimmer, Bettruhe.

## 29. Sarsaparilla:

Das Mittel gehört zur syphilitischen Gruppe, wird aber, weil pflanzlicher Natur, hier abgehandelt. Mehr für gichtische Schmerzen geeignet mit Schmerzen in Gelenken und Knochen, ferner Gichtknoten. Besonders befallen sind die Kniegelenke, ferner sind typisch schießende und ziehende Schmerzen in den unteren Extremitäten begleitet von Schwäche und einer Art Pseudoparalyse.

**Psyche:** Hypersensibel, leicht beleidigt, oft übellaunig, wortkarg.

**Begleitsymptome:** Nierenbeckenaffektionen, Nierengries und Nierensteine mit Kolikschmerzen, welche vom Nierenbecken gegen die Blase ziehen; vorwiegend Rechtslateralität. Schmerzen am Ende der Miktion. Urin mengenmäßig gering; schleimiger, sandiger Satz oder wolkige Trübungen, oft blutig. Runzelige Haut, Abmagerung.

**Schlimmer:** durch feuchtes Wetter, nachts, am Ende und nach der Miktion, im Frühjahr, vor den Regeln.

**Mittelfolge:** *Sarsaparilla, Mercurius* oder *Sepia.*

**Differentialdiagnostische Hinweise:**

*Berberis:* Rheumaschmerzen in Lumbosacralgegend (Zerschlagenheit und Steifigkeit), mit Schmerzen in Nierengegend gegen Blase und Oberschenkel ziehend; brennende Schmerzen mit Taubheitsgefühl, Aufstehen nach Sitzen bes. schmerzhaft, rheumatische Schmerzen der Metatarsalgelenke, Sprudelgefühl im Abdomen, Schmerzen in Schultern, Armen, Händen, Fingern, Beinen und Füßen, Schwellung und Schmerzen in den Fingergelenken. Verschlimmerung: durch Bewegung, Stehen, Aufstehen vom Sitzen.

*Lycopodium:* Antipsoricum (s. S. 79)

*Natrium mur.:* Antipsoricum (s. S. 88)

*Petroleum:* Antipsoricum (s. unter *Cocculus* S. 59)

Mittelfolgen: *Berberis, Mercurius, Sepia.*

## 30. Cocculus:

Speziell Rheuma der Wirbelsäule und des Nackens mit Knacken oder Knirschen der Wirbel beim Bewegen. Schmerzen ziehen den Rücken hinunter bis zu den Lenden, oft auch in die Arme, welche wie geschlagen schmerzen; oft auch lanzinierende Schmerzen mit gleicher Lokalisation; arthritische Schwellungen und Schmerzen der Hände und der Knie, welche knirschen. Verschlimmerung: beim Strekken, Besserung: beim Beugen, begleitet von Schwäche in den Beinen oder Neigung zu Kontrakturen.

**Sensationen:** Parästhesien, bes. in Armen, Händen und Fingern.

**Psychisch:** Kapriziös, träumerisch, Neigung zum Singen, langsam von Begriff, oft Neigung zu Stupor, melancholisch, ängstigt sich um die Gesundheit anderer, hastig, besonders im Sprechen.

**Typus:** blonder Typ, besonders weiblichen Geschlechts, mit starken dunklen Regeln, Neigung zu Übelkeit.

**Schlimmer:** beim Wagenfahren, auf See, nach Nachtwachen oder Schlafmangel, während der Regel, nach Aufregungen, Tabakrauchen. Lärmunverträglichkeit.

**Differentialdiagnostische Hinweise:**

*Theridion:* Schmerzen in den Wirbeln, Nausea beim Augenschließen, Verschlimmerung durch Lärm, Geräusche, Wagenfahren.

*Petroleum:* antipsorisches Mittel, Vorsicht!, typisch ebenfalls Krachen der Gelenke, Nausea, Verschlimmerung auf See, durch feuchtes, kaltes Wetter, Winter, Verdruß; geeignet bei Beschwerden nach Verrenkungen.

*Lachnanthes:* Arthritis der Halswirbelsäule mit Steifigkeit und Schmerzen beim Kopfdrehen, Kälte zwischen den Schulterblättern. Neigung zu Gesprächigkeit.

*Oleum animale:* Schmerzen im Nacken und in der unteren Lendenwirbelsäule, Gelenkknirschen, Verschlimmerung beim Blicken in die Höhe. Schulterrheumatismus. Innere Unruhe, fischartiger Geruch des Schweißes, bes. in der Fersengegend. Verschlimmerung nach dem Essen, Besserung durch Reiben, Frottieren, Aufstoßen, frische Luft.

## 31. Valerianum:

Ein wenig bekanntes Antirheumaticum, das man aber nicht aus dem Auge verlieren darf, da es in vielen Fällen außerordentlich gute Dienste leistet. Seine Affinität erstreckt sich vor allem auf die unteren Extremitäten, wo es Schmerzen in den Hüftgelenken, im Beckengürtel, in der Muskulatur der Oberschenkel, ferner Ischias hervorruft, welch letztere Verschlimmerung beim Stehen und Besserung beim Gehen aufweist. Es treten beim Stehen häufig auch Parästhesien auf, Ameisenkribbeln, Taubheit und dazu ist meist die Hautsensibilität deutlich abgeschwächt auf der erkrankten Seite, häufig dagegen allgemein erhöht, insbesondere auf der gesunden Seite. Überhaupt zonenweise Parästhesien am ganzen Körper. Schmerzen in den Fersen beim Sitzen.

**Psyche:** Sehr charakteristisch, hysterische Hypersensibilität, mit Spasmen und Aufgetriebenheit des Abdomens. Empfindung, als ob er in der Luft schwebe oder auf Watte gehe. Reizbarkeit, besonders bei Widerspruch. Gesichts- u. Gehörshalluzinationen in der N a c h t. Empfindung, als ob ein Faden die Kehle hinunterhänge, will ihn immer ausspucken, aber erfolglos. Konstriktionsgefühl im Pharynx, Hunger mit Nausea. Keine besonderen Modalitäten.

Bei passenden nervösen Patienten häufig mit Vorteil als einleitendes oder Zwischenmittel gegeben mit 10 bis 14tägiger Wirkungsdauer. Erhöht dann die Wirkung des konstitutionellen Mittels infolge Herabsetzung der Hypersensibilität.

**Differentialdiagnostische Hinweise:**
*Ignatia, Chamomilla, Nux vomica, Castoreum, Asa foetida.*

### 32. Veratrum viride:

Nacken- und Schulterschmerzen, arthritische Schmerzen in allen Gelenken und Muskeln, wie elektrische Schläge, akuter Gelenk- und Muskelrheumatismus mit Fieber, Muskelzwitschern und spastische Kontraktionen.

**Leitsymptome:** Streitsüchtig, Kopf kongestioniert mit starkem Blutandrang sehr typisch, Hitze im Kopf, aber dabei oft Facies hippokratica oder livide Gesichtsfarbe, Pupillen dilatiert. Zunge stark weiß belegt mit roter zentraler Furche (äußerst typisch). Atemnot. Keine besonderen Modalitäten.

**Differentialdiagnostische Hinweise:**
*Belladonna, Aconit, Chamomilla.*

### 33. Viscum album:

Typisch ist alternierender Rheumatismus zwischen Knien und Fußgelenken. Schmerzen im Sacrum gegen Becken hinabziehend. Verschlimmerung im warmen Bett. Oft auch Schmerzen ausstrahlend in die Schenkel und oberen Extremitäten. Ödem der Extremitäten. Ziehende Schmerzen, Neuralgien aller Art, aber speziell Ischias, oft verbunden mit Gehörsverminderung infolge rheumatischer Gehörsnervneuritis, Asthma begleitet häufig die rheumatischen Symptome.

**Sensationen:** wie wenn die Schädeldecke abgehoben würde, Erstickungsgefühl beim Liegen auf der linken Seite.

**Schlimmer:** Winter, kaltes Wetter, Gewitter, im warmen Bett, auf linker Seite liegend, Bewegung.

**Differentialdiagnostische Hinweise:**
*Secale, Bryonia, Pulsatilla, Rhododendron.*

### 34. Daphne indica:

Akute und auch chronische rheumatische Schmerzen in Muskeln und Knochen (meistens auf syphilitischem Terrain). Lanzinierende

Schmerzen, wie elektrische Schläge, meist von großer Heftigkeit. Sie können lokalisiert sein, aber auch in alle möglichen Teile des Körpers ausstrahlen, besonders in Kopf, Füße, Wirbelsäule und Herz.

**Leitsymptome:** Gefühl, als ob der Kopf vom Körper getrennt wäre, als ob der Kopf auseinanderbersten wollte. Neigung zu Tabak. Schlechter, fauliger Mundgeruch, ebensolcher Urin- und Schweißgeruch.

**Schlimmer:** nachts, durch Bettwärme (während der Allgemeinzustand Verschlimmerung durch kalte Luft aufweist), durch Berührung und Druck. Herzschmerzen und Herzklopfen: Verschlimmerung durch Liegen auf der linken Seite.

**Differentialdiagnostische Hinweise:**

*Pulsatilla, Kalium sulf.* und *Kalium jod., Nitri acidum, Phytolacca, Aurum:* (s. S. 122)

**Mittelfolge:** nachher Antisyphilitica.

## 35. Sabina:

Neurarthritiden und akute sowie subakute Arthritiden mit brennenden Schmerzen, vorzugsweise der Handgelenke. Schwäche und Schmerzen der unteren Lendenwirbelsäule, wie gelähmt; rheumatische Schmerzen der Muskulatur der Vorderseite der Schenkel, schießende und lanzinierende Schmerzen im Fersenbein und in den Mittelfußknochen, oft begleitet von leuchtend roter Schwellung und Entzündung; gichtische Ablagerungen. Ziehende Schmerzen in den Masseteren.

**Psyche:** Musik verursacht Nervosität, kann sie nicht anhören.

**Besondere Symptome:** Kopfweh wie Auseinanderbersten des Kopfes. Blutandrang zu Kopf und Gesicht, Völlegefühl, starke Menstrualblutungen, hellrot, Metrorrhagien zwischen den Menses. Neigung zu frischer Luft.

**Schlimmer:** durch leichteste Bewegung, Hitze, warme Luft, Hängenlassen der befallenen Glieder.

**Besser:** durch frische Luft, Abdecken.

**Differentialdiagnostische Hinweise:**

*Sulfur:* (s. S. 77)
*Pulsatilla:* (s. S. 52)
*Apis:* (s. S. 46)
*Ledum:* (s. S. 47)
*Colchicum:* Besserung durch Wärme, Verschlimmerung durch Berührung; aber nicht brennend, begleitet von Übelkeit durch Speisegeruch, äußerst frostig.

## 36. Lachesis:

Ebenfalls sehr wichtiges Mittel bei Rheuma. Es besitzt wenig typische Rheumasymptome und muß daher mehr auf Grund seiner psychischen und anderen Leitsymptome sowie der Modalitäten verordnet werden. In einem Fall von typischen Lachesis-Symptomen heilte es einen ganz hartnäckigen Rheumatismus der Lumbosacralgegend mit Beteiligung fast aller Gelenke sowie sehr schlechtem Allgemeinzustand, obwohl bei der Repertorisation kein einziges rheumatisches Symptom, weil nicht typisch für Lachesis, berücksichtigt wurde. Hingegen blieben andere Mittel, u. a. eines, das alle rheumatischen Symptome hatte, aber nicht die typische Psyche, fast ohne Wirkung. Also immer verordnen auf Grund der Gesamtsymptomatologie mit hinreichender Berücksichtigung der Wertigkeit; das ist und bleibt der Schlüssel zur Homöopathie.

**Rheumatische Symptome:** Nackenschmerzen, Lumbosacral- und Coccygealschmerzen, Verschlimmerung beim Aufstehen vom Sitzen, Gefühl, die Sehnen seien zu kurz, Muskel- und Gelenksteifigkeit, Ischias, auffallenderweise mehr rechts, Knochenschmerzen in den Tibiae, Schmerzen der Mandibulargelenke und Mandibulaschmerzen.

**Psyche:** Denkt laut, muß alles sagen, Logorrhoe, oft mit großer Intelligenz gepaart. Begeistert bis zum Fanatismus, oft aber am Morgen melancholisch. Periodisches Zurückziehen von der Welt und den Geschäften, interessiert sich dann für nichts, abwechselnd mit passioniertem Interesse an allen Problemen. Unruhig, agitiert, ungeduldig, Neigung, den Ort und Platz zu wechseln, zu reisen, Neues zu sehen, Nachtarbeiter, mißtrauisch, beschäftigt sich mit religiösen Problemen bis zum Fanatismus oder religiösen Wahn. Ähnlich wie *Nux vomica* und *Staphisagria*, aber ersteres hat Verschlimmerung durch Kälte, letzteres keine Modalitäten hinsichtlich der Temperatur.

**Übrige Leitsymptome:** Wenig leistungsfähig bei feuchtwarmer Witterung und im Frühling, dann oft Kurzatmigkeit bei Anstrengungen besonders der Arme. Viel leistungsfähiger mit den Beinen, also guter Bergsteiger, wird aber müde bei Gartenarbeit, Tischlerei usw. Ißt sehr gern, hat immer Hunger und ist ungeduldig, wenn Mahlzeit nicht pünktlich aufgetragen wird. Tympanitisches Abdomen, Magenbeschwerden aller Art, ebenso Hepatopathien mit Leberschmerzen und toxischen Leberstörungen. Schmerzen ziehen von links nach rechts, verträgt Kleiderdruck nicht, besonders an Hals und Taille. Herzklopfen (Verschlimmerung nach erstem Schlaf, erwacht und muß nach Luft schnappen). Neigung, tiefe Atemzüge zu machen. Kälte im Rücken, aufsteigend (*Pulsatilla:* absteigend), rötlich gefärbte Schweiße. Linkslateralität.

**Schlimmer:** nach Schlaf, am Morgen, beim Erwachen, im Frühling, durch warme Bäder, Kleiderdruck, feuchtwarmes Wetter, Verdruß, vor Regeln.

**Besser:** durch frische, kühle Luft, trockene Kälte, Schwitzen, Regelblutung, Kleideröffnen.

**Differentialdiagnostische Hinweise:**

*Nux vomica:* Schlimmer: Kälte, Alkohol, Kaffee, Überarbeitung. Reizbare Schwäche. Heftige, zornige Gemütsart, mehr Geschäftsmann und weniger zu spekulativen Problemen hingezogen.

*Stramonium:* ähnlicher Charakter wie Lachesis, aber weder Modalitäten der Temperatur noch Verschlimmerung durch Schlaf, was für Lachesis sehr typisch ist.

*Natrium mur.:* Antipsoricum (s. S. 88)

*Lycopodium:* Antipsoricum (s. S. 79). Rechtslateralität.

*Crotalus horridus:* ähnlich wie Lachesis, aber Rechtslateralität, starke Affinität zur Leber, Ikterus.

## 37. Helonias:

Brennende Schmerzen besonders in der Nierengegend, begleitet von Schwäche und Schwere im Rücken, oft in die Beine hinunter ausstrahlend. Rheumatische Schmerzen zwischen Wirbelsäule und Schulterblatt rechts, ebenso auch im Gesäß und besonders im rechten Hüftgelenk.

**Begleitsymptome:** Hypersensibilität der Gebärmutter, welche sich dem Bewußtsein der Patientin aufdrängt. Schwäche, Taubheitsgefühl in den Füßen. Empfindung, als ob ein kalter Wind über Beine und besonders Waden heraufströme.

**Psychische Symptome:** Melancholie, Besserung bei Beschäftigung, reizbar, empfindlich gegen geringsten Widerspruch. Verschlimmerung beim Sitzen am Abend, besonders beim Lesen und Schreiben. Hüftschmerzen.

**Schlimmer:** bei Bewegung, Berührung.

**Besser:** bei der Arbeit, durch Ablenkung.

**Differentialdiagnostische Hinweise:**

*Sulfur:* hat ähnliche Gesäßschmerzen, ist aber ein Antipsoricum. Symptome s. S. 77.

## 38. Antimonium crudum (R):

**Allgemeine Charakterisierung:** Hervorstechend für die Mittelwahl sind die Gemütssymptome und diejenigen des Magen-Darmbereichs. Der Patient ist reizbar, verdrießlich, mürrisch, widerspricht gern, mag nicht sprechen. Antimon-Kinder wollen weder berührt noch betrachtet werden. Alle Beschwerden werden verschlimmert durch Hitze (im Sommer) und durch kaltes Baden. Ausschläge um den Mund herum, zuweilen mit dicken honigartigen Krusten. Verlangen nach Saurem, was aber — besonders Obst — nicht vertragen wird. Dicke Hornhäute an den Füßen, hornige Warzen.

**Rheumatische Beschwerden:** Krampfiges Ziehen in den Muskeln des Nackens und der Schultern. Entzündung mit Rötung der Umgebung der Ellbogen u. Knie mit schmerzhafter Kontraktur. Schmerzhafte Verdickung der Fingergelenke. Schmerz besonders in den Hüftgelenken. Neigung zu Ödem und Fettsucht, weswegen Antimon. crud. in der Tierhomöopathie generell als das passende Mittel für das Hausschwein angesehen wird, so wie *Arsen* für das Pferd und *Pulsatilla* für das Schaf adäquat erscheinen.

**Schlimmer:** abends, durch Sonne, Hitze, Saures, Wein, kaltes Wasser innen und außen, durch kühlfeuchte Wickel.

**Besser:** durch feuchte Wärme, in Ruhe, in frischer Luft.

## 39. Antimonium tartaricum (R):

Das Mittel hat mit dem vorangegangenen viele Symptome gemeinsam, z. B. das Verlangen nach Saurem, besonders nach Obst, Äpfeln. Es hat indes auch spezifische Züge: Kreislaufschwäche, Kollapssymptome mit kalten Schweißen, blaß-bläuliches Gesicht, Zittern der Haut und Zähneklappern. Durst auf kleine Schlucke kalten Wassers. Rasseln in der Brust, nur wenig Schleim wird ausgehustet. Neigung zu Lungenödem. Angst vor Alleinsein. Neigung zum Erbrechen, besonders beim Liegen auf der rechten Seite.

**Rheumatische Beschwerden:** Neigung zu Hexenschuß, besonders in der Kreuz- und Lendengegend. Der geringste Versuch, sich zu bewegen, erzeugt Erbrechen u. kalten Schweiß. Entzündliche Schwellungen der Gelenke, Knacken darin, besonders in den großen Gelenken.

**Modalitäten:** Ähnlich wie bei *Antimonium crud.*, aber keine Verschlimmerung durch Sonne. Das Symptom „besser durch Aufsitzen" bezieht sich auf die Lungenbeschwerden. Die Schweiße erleichtern nicht, wohl aber das Erbrechen und der Auswurf.

## 40. Ferrum metallicum:

Rheumatismus der Schultergelenke und des Deltoideus, Lumbago, rheumatische Schmerzen in Hüftgelenken, Tibiae, Fußsohlen und Fersen. Typisch ist Unmöglichkeit, selbst leichtere Lasten zu tragen oder zu heben infolge der sofort eintretenden schmerzhaften Müdigkeit und Schwere der Arme.

**Übrige Symptome:** Anämisch mit blassen Schleimhäuten, reizbare Schwäche mit Hitzewellen zum Gesicht und leichtem Erröten (flekkige Rötung), Abneigung gegen Widerspruch; Zahnschmerzen; Besserung durch kaltes Wasser; Neigung zu sauren Speisen; Verschlimmerung durch Eier; Nausea und Erbrechen unmittelbar nach dem

Essen. Konstriktion der Brust mit Herzklopfen, voller Puls, aber leicht ein- und unterdrückbar

**Schlimmer:** beim ruhigen Sitzen, nach Erhitzung, beim Schwitzen.

**Besser:** durch langsame Bewegung, langsames Gehen.

**Differentialdiagnostische Hinweise:**

*Ferrum phos.:* Gleiche rheumatische Symptome, aber mehr rechtsseitig, dazu noch Rheuma der Handwurzel- und Fingergelenke. Weniger Herzklopfen, aber sehr schneller Puls, Neigung zu Endocarditis. Nachtschweiße, akuter als bei *Ferrum met.;* Angstträume, quecksilbriger und unruhiger, aufgeregter Mensch von schlanker, schwächlicher Konstitution. Rechtslateralität.

*China:* s. unter *Eupatorium perf.* (s. S. 57)

*Manganum:* Metalle (s. S. 111)

*Sanguinaria:* (s. S. 57)

## 41. Ferrum muriaticum:

Sein Rheumatismus lokalisiert sich vor allem auf das rechte Schultergelenk und den rechten Ellenbogen mit Unmöglichkeit, den Arm zu heben. Schmerzen bei der geringsten Bewegung.

**Psychische Symptome:** Schwatzhaftigkeit verbunden mit Depression.

**Begleitsymptome:** Schwindel verbunden mit Vergrößerung der Milz und Schmerzen in der Milzgegend. Amenorrhoe oder Metrorrhagie, schneidende Schmerzen in der Vagina während des Coitus. Trockener Mund mit fadem Geschmack und belegter Zunge. Abneigung gegen Fleisch.

## 42. Cuprum arsenicosum:

Dieses Mittel hat ebenfalls einen ganz typischen Schulterschmerz, ferner rheumatische Schmerzen in der Halswirbelsäule, welche gegen die Schulter und von hier bis zu den Händen ausstrahlen. Ferner finden sich Krämpfe in der Wadenmuskulatur, schlimmer beim Liegen im Bett und besser beim Stehen. Es ist dies eines der wichtigsten Mittel bei Niereninsuffizienz mit erhöhtem Reststickstoff. Die Herzaktion ist meistens schwach und beschleunigt. Starke Frostigkeit. Die rheumatischen Beschwerden sind in der Regel begleitet von Taubheitsgefühl in den Extremitäten, besonders im linken Arm.

## 43. Kreosot:

Das Mittel hat Rückenschmerzen, welche besonders die Lumbosacralgegend betreffen und in die Genitalien sowie die Oberschenkel ausstrahlen. Sie sind meist begleitet von großer Schwäche. Dazu kommen Schmerzen in fast allen Gelenken, besonders in der Hüfte und im Knie. Auch die Gegend der Schulterblätter kann befallen sein.

**Leitsymptome:** Kreosot hat 3 Leitsymptome: Pulsation in allen Gefäßen; starke Neigung zu dunklen Blutungen aus kleinen Wunden; Disposition zu Ausflüssen aller möglichen Herkunft, welche in der Regel brennend, reizend und von üblem Geruch sind, handle es sich um Scheidenausfluß oder um Sekretionen von Hautgeschwüren.

**Psychische Symptome:** Musik verursacht Weinen und Herzklopfen. Reizbarkeit und Vergeßlichkeit. Das Kind verlangt nach Spielsachen, wirft sie aber weg, wenn es sie bekommen hat. Als weitere Symptome sind noch zu erwähnen: Neigung zu Übelkeit und Erbrechen, besonders während der Schwangerschaft, Disposition zur Zahncaries, welche sich oft schon im Kleinkindesalter zeigt, die Zähne verfärben sich gelb, werden brüchig, und zerbröckeln.

**Schlimmer:** in frischer Luft, Kälte, Ruhe, beim Liegen und nach der Menstruation.

**Besser:** durch Wärme, Bewegung, warme Speisen und Getränke.

### *b) bei Neuralgien und Neuritiden*

**44. Aconit:**

(s. S. 45)

**45. Arnica:**

Neuralgien traumatischen Ursprungs, insbesondere bei Patienten mit rotem plethorischem Gesicht im akuten Zustand.

**46. Arsenicum album:**

**Neuralgische Symptome:** Brennende, heftige Schmerzen.

**Schlimmer:** nach Mitternacht, besonders um 1 Uhr, durch kalte Luft, kalte Umschläge.

**Besser:** durch Wärme.

**Psyche:** Aristokrat, äußerst peinlich in allem, besonders aber in der Kleidung; ängstlich und erregt, innere Unruhe, geizig.

**Differentialdiagnostische Hinweise:**

*Kreosotum:* ebenfalls brennende Schmerzen, Besserung durch Wärme, aber begleitet von Entzündungen der Schleimhäute (Rachen, Scheide) oder von Geschwüren (Unterschenkel) mit reizender, stinkender Sekretion, ferner Neigung zu dunklen Blutungen und Empfindung von Pulsation in den Gefäßen.

*Capsicum:* brennende Schmerzen, Besserung durch Wärme, aber mehr im Bereiche der Schleimhäute und Knochen. Indolenter, plethorischer Typus mit roten Backen und Neigung zu Heimweh.

*Carboli acidum:* brennende Schmerzen und ebensolche Neuralgien, ferner Schulterschmerz oft begleitet von Krämpfen; prickelnde Empfindungen, als ob es an die Haut regnen würde, rechtsseitige Hüftgelenksarthritis; Ameisenlaufen und Taubheit mit den Schmerzen alternierend, Verschlimmerung durch Berührung.

**47. Ranunculus bulbosus:**

Wirkt besonders auf Haut, Muskeln und Nerven, vorzugsweise auf die Brustsegmente (Nerven und Muskulatur). Intercostalneuralgien und Rheuma der Brust- und Serratusmuskulatur, brennende und Zerschlagenheitsschmerzen, Stiche, besonders zwischen den Schulterblättern, Ischias, Herpers zoster, reizbares Temperament.

**Schlimmer:** durch Störungen der Atmosphäre, vor Gewittern, bei Wetterwechsel, durch Berührung, Feuchtigkeit, Regenwetter, kalte Luft, Alkohol.

**Differentialdiagnostische Hinweise:**

*Bryonia* (s. S. 45)

*Rhus Tox.* (s. S. 45)
*Ranunculus sceleratus:* mehr bohrende, nagende Schmerzen mit deutlicher Periodizität, besonders Affinität zur rechten Großzehe, auch Gicht in Fingern und Zehen, Leberschmerzen, Zungenbrennen und typische Schlaflosigkeit gegen 2 Uhr. Bei Ischias bewährtes Volksmittels (frisches Kraut klein zerhackt, aprikosengroßer Ballen in einfache Gaze eingewickelt über Achillessehne aufgebunden, 30 bis 40 Minuten liegen gelassen, dann entfernen und Stelle warm abwaschen, entstehenden blasigen Ausschlag evtl. mit Salbe behandeln, wirkt oft sehr gut).

## 48. Belladonna:

Auch Belladonna hat Neuralgien und Neuritiden mit heftigen schießenden Schmerzen in den Extremitäten; Richtung ist zentrifugal.

## 49. Bellis perennis:

Ebenfalls ein Mittel mit Neuralgien, welche hier vor allem auf der Vorderseite der Oberschenkel lokalisiert sind. Typisch ist die extreme körperliche Müdigkeit und Schwäche, welche den Kranken beinahe zur Bettruhe zwingt. Traumatismus spielt als Ursache oft eine Rolle, weshalb Bellis perennis häufig nach posttraumatischen Neuralgien angezeigt ist.

**Differentialdiagnostische Hinweise:**
*Arnica:* ähnlich bei Neuralgien traumatischen Ursprungs, hat aber eine deutliche Neigung zu Ekchymosen.

## 50. Cannabis indica:

Neuralgische Schmerzen in Schultern und Wirbelsäule, quer von einer Schulter zur andern verlaufend, Besserung beim Vorwärtsbeugen, kann nicht aufrecht gehen. Ferner Neuralgien in Knien und Fußgelenken mit scharfen Schmerzen, ebenso in Waden und Fußsohlen.

**Typisch:** Erschöpft nach geringer Anstrengung.

**Psyche:** Logorrhoe; findet sich nicht zurecht in Raum und Zeit; Sekunden werden zu Minuten und Stunden, enge Straßen zu breiten Alleen von unendlicher Länge; ängstlich und depressiv, unmotiviertes Lachen, Hellsichtigkeit, Schwindel mit Empfindung des Schwebens in der Luft.

**Schlimmer:** morgens, durch Kaffeegenuß, Liköre und Tabak, Rechtsseitenlage.

**Besser:** durch frische Luft, kalte Abwaschungen, Ruhe.

## 51. Cedron:

Hauptsächlich Kopfneuralgien aller Art, besonders von einer Schläfe zur anderen schießend oder von einem Auge zum anderen. Auch Schmerzen im Gesicht, besonders rechtsseitig und mehr die oberen Partien betreffend. Taubheitsgefühl im ganzen Körper.

**Leitsymptome:** Aufgeblähtsein des Kopfes, Taubheitsgefühl, begleitet von Ohrensausen.

**Schlimmer:** nachts, nach Schlaf, beim Liegen, vor Gewitter, besonders aber täglich zu einer bestimmten Stunde und dies vor allem zwischen 9 und 10 Uhr.

## 52. Carboli acidum:

Brennende Neuralgien mit Ameisenkribbeln und Parästhesien.

## 53. Gnaphalia:

Dieses Mittel hat besonders Facialis- und Brachialneuralgien, ferner Ciliarneuralgien, solche des Nervus cruralis und ischiadicus. Auch Muskelrheumatismus mit morgendlicher Diarrhoe.

Charakteristisch ist das gleichzeitige Auftreten von Ameisenkribbeln und von Taubheitsgefühl, ferner Schwäche des befallenen Gliedes. Rechtslateralität.

**Schlimmer:** beim Liegen, Gehen und nachts, bei kaltem Wetter und Feuchtigkeit.

**Besser:** durch Sitzen und Beugen der befallenen Glieder.

**Differentialdiagnostische Hinweise:**

*Chamomilla:* hypersensibel, reizbarer Nervöser, besser durch passive Bewegung (Schaukeln, Wiegen und Wagenfahren); ebenfalls Taubheitsgefühl, aber schlimmer durch Wärme.

*Kalmia:* ebenfalls Neuralgien, aber vom Zentrum nach der Peripherie oder von oben nach unten verlaufend, schlimmer durch Bewegung.

*Verbascum:* Facialisneuralgien mit Linkslateralität.

*Rhus Tox.:* schlimmer beim Beginn der Bewegung, Feuchtigkeit, besser durch fortgesetzte Bewegung und Wärme.

## 54. Phytolacca:

Besonders Neuralgien des Nervus brachialis und ischiadicus, sowie des Plexus pudendus (anale, rectale neuralgische Schmerzen, welche aufwärtsziehen, ferner des Penis).

**Schlimmer:** nachts, wie elektrische Schläge oder fulgurierend wie *Carboli acidum* und *Oxalii acidum.*

Rechtslateralität, oft Folge von Anginen, rasch den Platz wechselnd.

**Differentialdiagnostische Hinweise:**

*Rhus Tox.* (s. S. 45)
*Carboli acidum* (s. S. 70)
*Oxalii acidum*

## 55. Spigelia:

Wie *Aconit* durch die Plötzlichkeit des Auftretens der lanzinierenden oder brennenden neuralgischen Schmerzen gekennzeichnet, die meist ausstrahlend sind. Besondere Selektivität zum Auge, zur Supraorbitalgegend und zum Herzen. Daraus ergibt sich die klinische Beobachtung, daß meist gleichzeitig oder abwechselnd neuralgische Schmerzen in den obengenannten Körperregionen vorhanden sind. Es kommen aber auch Trigeminus- und Intercostalneuralgien vor.

**Charakteristisch** ist die Linkslateralität, ferner das Herzklopfen.

Geistig: Angst vor scharfen, zugespitzten Gegenständen, wie Näh- und Stricknadeln.

Herzschmerzen strahlen meist in den linken oder in beide Arme aus. Frösteln bei geringster Körperanstrengung.

**Schlimmer:** durch Bewegung, Geräusche, Berührung, Erschütterung.

**Besser:** durch Rechtsseitenlage bei erhöhtem Kopf (Herzklopfen), Tiefatmung.

## 56. Verbascum:

Vor allem Facialisneuralgien mit Bevorzugung der linken Seite, blitzartig durchzuckend, zangenquetschend; rheumatische Schmerzen der Mandibulargelenke, der Zygomaticus- und Suborbitalgegend. Begleitet von Tränenfluß, Hypoakusie.

**Leitsymptom:** Auftreten oder Exacerbation der Schmerzen immer zur gleichen Stunde.

**Schlimmer:** durch Sprechen, Berühren, Druck, Bewegung, Luftzug, Temperaturwechsel.

**Differentialdiagnostische Hinweise:**

*Magnesia carb.:* ähnlich, aber besser nachts und durch Bewegung.

*Stannum:* Neuralgien der Zygomaticusgegend schlimmer während der Regel; allgemeines Schwächegefühl.

## C. Die chronischen Formen des Rheuma

### *a) Behandlungsprinzipien*

In der Schulmedizin herrscht eine vollkommen willkürliche Therapie; der Eine macht dies und der Andere macht das; es werden Bäder verordnet, ohne daß der Arzt genaue Kenntnis davon hätte, welches Bad in dem einen und welches in dem anderen Falle angewandt werden sollte, und ohne daß er wüßte, in welchem Zeitpunkt der Behandlung eine Badetherapie zweckmäßigerweise in Frage käme. An Medikamenten besteht in der Schulmedizin ja gewiß kein Mangel, aber sie sind sozusagen alle bloß symptomatisch, d. h. schmerzstillend, andere rein empirisch, ohne daß man wüßte, was sie eigentlich im Organismus bewirken. Noch viel weniger weiß man, was man eigentlich im Körper für Änderungen herbeiführen müßte, um den Rheumatismus zu heilen. Als einzig planmäßiges Vorgehen kann dasjenige bezeichnet werden, welches sich auf die ROSENOWschen Experimente stützt, nämlich das Kieferausräumen, wobei aber wieder der Übelstand besteht, daß dieses Verfahren, so wie es in der Schule angewandt wird, nur in 1—2 % einen gewissen Erfolg zeitigt, weil die Foci bereits Metastasen gesetzt haben und der Körper sich derart an die Bakterien derselben gewöhnt hat, daß er dagegen nichts mehr unternehmen kann. So sind auch die Resultate dieser Therapie praktisch gleich Null, denn um den Rheumatismus zu heilen, müßte man wissen, wie man nach der Entfernung der Zahnwurzelfoci auch noch deren Metastasen heilen könnte, was aber mit den der Schulmedizin zur Verfügung stehenden Antibioticis nicht erreicht werden kann, weil die Metastasen auf diese Medikamente nicht mehr ansprechen.

Neben Medikamenten und Impfungen (PONNDORF, PAUL usw.) werden auch noch Strahlen aller Art angewandt, von den Infrarot- bis zu den Röntgen- und Radiumstrahlen. Aber auch das wirkt ja schließlich alles nur entzündungshemmend, schmerzstillend und infolgedessen nicht causal, sondern nur symptomatisch, weshalb damit auf die Dauer auch nichts erreicht wird. So zeigt eben die Erfahrung, daß der Kampf gegen den Rheumatismus mit dieser unmethodischen, willkürlichen Zersplitterungstherapie sozusagen zwecklos ist und der Rheumatiker nicht geheilt wird. Es ist schon viel, wenn er durch die toxischen Medikamente nicht allzu sehr geschädigt wird, was leider insbesondere bei der Cortison- und Goldsalz-Therapie sehr häufig der Fall ist.

Um den Rheumatismus wirklich und zweckmäßig zu bekämpfen, muß man methodisch vorgehen, und da ist in erster Linie die Ausmerzung der auslösenden Ursache zu erstreben, weil überhaupt nur dann, wenn dieses Ziel als erstes erreicht wird, mit einer Heilung des Rheumatismus gerechnet werden kann.

Zunächst müssen also — wenn möglich — die devitalisierten Zähne entfernt werden, wenn man eine radikale Therapie treiben will. Das ist das Grundprinzip, wobei darauf hingewiesen werden muß, daß das Röntgenbild absolut nichts besagt über die Zahninfektion, denn ich habe in Tausenden von Beispielen erfahren, daß Zähne ohne jedes Granulom und ohne jede Reaktion im Kiefer, selbst solche, die keinerlei Empfindlichkeit auf Klopfen oder andere Reize zeigten, sehr gut die auslösende Ursache für ganz schwere, gelenkzerstörende rheumatische Arthritiden sein können, welche den Patienten innerhalb weniger Jahre zum Invaliden machen, wenn nicht rechtzeitig eine radikale Therapie eingeleitet wird.

Man kann zwar einräumen, daß es erlaubt ist, in Fällen, wo zunächst keine Beschädigung der Gelenke festgestellt werden kann, vorerst versuchsweise bloß die homöopathische Therapie anzuwenden, und man wird feststellen können, daß manche Fälle gut werden und die Patienten einige Jahre gesund bleiben. Aber früher oder später kommt es dann meist doch zu Rezidiven, die immer resistenter gegen die Therapie werden, so daß man später doch noch tun muß, was man klugerweise gleich am Anfang nicht hätte unterlassen sollen, nämlich die Entfernung der devitalisierten Zähne.

Wer konservativ veranlagt ist, der möge die in Frage kommenden Zähne zunächst einmal bloß eröffnen lassen und sie mit einem Asphalindocht behandeln. So kann man Zeit gewinnen und die Zähne eine zeitlang erhalten. Doch wird man stets die Erfahrung machen, daß das Rheuma gleich wieder von neuem einsetzt, sobald der devitalisierte Zahn gefüllt und verschlossen wird, da ein infizierter Zahn, der ein Rheuma gesetzt hat, nicht konservativ behandelt werden kann.

Ist dies getan, dann kann die homöopathische Behandlung mit Erfolg einsetzen und sie muß auch eingeleitet werden, weil ohne eine solche das Entfernen der Foci praktisch erfolglos bleibt aus Gründen, welche bereits besprochen wurden. Unter diesen Gründen muß besonders hervorgehoben werden, daß ja die Focalinfektion nur eine auslösende, aber keineswegs die einzige Ursache des Rheumatismus ist, was ja schon dadurch bewiesen ist, daß es schon vor der heute grassierenden Devitalisationsseuche Rheumakranke gab, wenn auch viel weniger, und daß es auch heute Rheumatiker gibt, die keinerlei infektiöse Foci besitzen, bei welchen also das Rheuma allein auf endogenen Faktoren beruht, d. h. auf solchen, welche wir einzig durch die Homöopathie erfolgreich und zweckmäßig angreifen können. Um nun die Grundursache der chronischen Rheumaformen bekämpfen zu können, muß der Homöopath zu allererst entscheiden, welche chronische endogene Grundkrankheit vorliegt, als welche wir folgende kennen.

## 1. Psora

Es handelt sich hier prinzipiell um konstitutionelle Störungen in der Assimilation der den Körper aufbauenden Mineralien. Nachdem an Hand der Symptomatologie die Psora richtig diagnostiziert worden ist, muß eruiert werden, ob eventuell auch noch eine Belastung durch frühere Infektionskrankheiten vorliegt oder nicht, oder eine hereditäre Belastung durch Vorfahren, welche an derartigen Krankheiten gelitten haben. Die wichtigsten dieser Krankheiten, welche Störungen der Vitalreaktionen und Keimschädigungen verursachen, sind:

## 2. Keimschädigende und die Vitalreaktion ändernde Infektionskrankheiten

a) Die Sykose, welche einerseits auf einer vom Patienten oder seinen Vorfahren durchgemachten Gonorrhoe beruht oder von Impfungen aller Art herbeigeführt werden kann.
b) Die Syphilis, d. h. die Folgen einer vom Patienten oder einem Vorfahren durchgemachten Syphilis.
c) Der Tuberkulinismus, d. h. die Folgen einer vom Patienten oder seinen Vorfahren durchgemachten Tuberkulose.
d) Ausnahmsweise können auch andere Infektionskrankheiten, besonders wenn sie medikamentös unterdrückt oder sonst nicht recht zum Ausbruch gekommen waren, den Boden zum Rheumatismus vorbereiten, vor allem Masern, Scharlach und Keuchhusten.

Das Vorliegen einer der oben genannten Diathesen ergibt sich in erster Linie *aus den Symptomen*, nicht aus der Heredität oder aus der Anamnese, indem vom Patienten oder seinen Vorfahren durchgemachte Krankheiten der obengenannten Art nicht notwendigerweise Folgen hinterlassen müssen, andererseits aber krankheitsfördernd wirken können, ohne daß man sie klinisch festzustellen vermöchte. Sie brauchen also nicht immer ursächlich im Spiele zu sein, und auch hinsichtlich der Vererbung derartiger Schädigungen ist zu sagen, daß diese nur einzelne Nachfahren betreffen, keinesfalls aber alle. Die Symptomatologie, die im einzelnen später noch besprochen wird, ist also maßgebend.

Hat man Klarheit darüber erlangt, welche der vorgenannten Umstimmungen bei unserem Rheumapatienten krankmachend wirksam sind, dann muß festgelegt werden, in welcher Reihenfolge diese therapeutisch angegangen werden müssen. Denn es ist nur möglich, *eine einzige* dieser Störungen gleichzeitig anzugehen, und es braucht meist mehrere Monate, bis diese Störung endgültig behoben ist. Die Reihenfolge, nach welcher man sukzessiv eine der Störungen nach der anderen ausmerzen muß, ist folgende:

1. Der Tuberkulinismus.
2. Die Psora (wobei man wieder, wenn mehrere psorische Störungen vorliegen, eine nach der anderen vollständig beheben muß, bis sie alle ausgemerzt sind). Erst dann darf man weitergehen und die folgenden in Angriff nehmen.
3. Die Sykose.
4. Die Syphilis.

Allerdings gibt es Ausnahmen und dies ist z. B. der Fall, wenn eine besonders wichtige psorische Störung, also z. B. die Assimilationsstörung von *Schwefel* oder *Calcium* durch so drastische Symptome angezeigt wird, daß daneben der Tuberkulinismus nur als geringfügige Nebenursache erscheint. Im letzteren Falle beginnt man zuerst mit der Behandlung der sich drastisch kundgebenden psorischen Störungen.

### b) Die psorische Diathesengruppe und die wichtigsten hier in Betracht kommenden Mittel mit ihren wahlanzeigenden Symptomen

HAHNEMANN hat als erster erkannt, daß die meisten chronischen Krankheiten sich nur dann entwickeln können, wenn im Organismus primär gewisse Störungen vorhanden sind. Solche Störungen können entweder konstitutionell sein od. auch durch durchgemachte schwerere Krankheiten erworben werden. Sie bestehen oft während langer Zeit nur latent, machen sich aber meist intermittierend durch gewisse charakteristische Symptome bemerkbar. Eine bestimmte Gruppe dieser Störungen hat HAHNEMANN unter dem Namen Psora zusammengefaßt, und er glaubte annehmen zu dürfen, daß diese in ursächlicher Beziehung zu der damals herrschenden endemischen Krätze-Infektion stehe. Dieser letztere Zusammenhang freilich erscheint fraglich, was aber von nebensächlicher Bedeutung ist, indem nichtsdestoweniger HAHNEMANN das Verdienst gebührt, das Wesen der chronischen Krankheiten in großen Zügen zuerst erkannt und beschrieben zu haben. Auf Grund 20jähriger Beobachtungen bin ich zur Ansicht gekommen, daß die Psora keine einheitliche Grundkrankheit ist, sondern daß es sich hier um primäre Assimilationsstörungen handelt, welche zahlreiche, den Körper aufbauende Elemente betreffen, vor allem die verschiedenen Mineralsalze, aus denen der Organismus besteht. Infolge dieser Störung wird das betreffende Salz nicht im richtigen Verhältnis in die Zellen eingebaut, woraus sich dann jeweils Defizienzen im Organismus ergeben, die sich insbesondere durch funktionelle, aber auch durch somatische Abweichungen von der Norm zu erkennen geben. Je nach dem Mineralsalz, dessen Assimilation gestört ist, entsteht ein anderes Symptomenbild, was uns erlaubt, in den meisten Fällen den Charakter der Störung zu erkennen, d. h. auf die Substanz zu schließen, die nicht in hinreichender Menge assimiliert werden kann. Wenn z. B. der *Schwefel* mangelhaft assimiliert wird, so ergibt dies ein durchaus anderes Bild, als wenn diese Insuffizienz das *Kalium carb.* oder das *Magnesium mur.* betrifft. Kompliziert kann allerdings die Sache dann werden, wenn mehrere derartige Assimilationsstörungen bestehen. Immerhin ermöglicht uns auch hier das Ähnlichkeitsgesetz in der Regel, die verschiedenen Abweichungen von der Norm zu erkennen und sukzessiv eine Assimilationsstörung nach der anderen zu beheben.

Die Symptome, welche sich vor dem Auftreten der klinischen chronischen Krankheit kundgeben, gehören folgenden Kategorien an:

1. Zunächst treten Stoffwechselstörungen auf, indem bei anomalem Verhältnis der Mineralsalze in den Zellen die verschiedenen dort

statthabenden Stoffwechselvorgänge entweder verlangsamt oder beschleunigt sein können. So ist z. B. bei der Sulfur-Störung und bei der Phosphor-Störung in der Regel die Oxydation beschleunigt, während sie bei der Calc.-carb.-Störung verlangsamt ist.

2. Infolge der Störung des Zell-Lebens kommt es dann zur Bildung von toxischen Stoffen, die sekundär in ganz anderen Organen als dort, wo diese Toxinbildung stattfindet, Krankheitserscheinungen auslösen können. Beispielsweise rheumatische Schmerzen aller Art.

3. Diese Stoffwechselstörungen können auch zur Übersäuerung oder Alkalinisierung der Säfte führen.

4. Eine weitere Erscheinung ist die Störung der Turgescenz und der osmotischen Prozesse in den Zellen.

5. Und das Resultat aller dieser abnormen Vorgänge ist schließlich eine Verminderung der Widerstandskraft gegen Bakterien sowie im allgemeinen.

Die Psora muß als eine der wichtigsten Ursachen der chronischen Krankheiten aller Art, aber insbesondere der rheumatischen Krankheiten bezeichnet werden.

## 1. Gruppe (Sulf.-Calc.-Graph.)

### 1. Sulfur:

Wenn die Schwefel-Assimilation infolge konstitutioneller Einflüsse oder infolge durchgemachter schwerer Krankheiten gestört ist, kann es zu rheumatischen Erkrankungen kommen, welche durch folgende Symptome charakterisiert sind: Neuroarthritiden der Lumbosacralgegend, Schmerzen der Iliosacralgelenke und der Glutaealgegend.

Typisch für *Sulfur* sind brennende Schmerzen im Vertex, auf den Handflächen und an den Füßen. Die Fußschmerzen treten besonders nachts auf, so daß der Patient unwillkürlich einen frischen Platz im Bette sucht, da die Bettwärme diese brennenden Schmerzen verschlimmert.

In den Gelenken findet man Gelenkkrachen und -knistern mit synovialer Schwellung.

**Schlimmer:** durch Bettwärme, nebeliges feuchtes Wetter, sitzende Lebensweise, Aufstehen vom Sitzen.

**Besser:** durch trockenes Wetter und Bewegung. Langdauernde intensive Anstrengungen verschlimmern aber ebenfalls.

**Übrige Sulfur-Leitsymptome:** Der Patient ist ein überhitzter Mensch. Er hat immer zu warm, besonders in der Jugend, und deshalb eine große Neigung, nur ganz leichte Kleider zu tragen oder sich zu entkleiden. Dieses Hitzegefühl steigert sich in der Regel nachts im Bett, und ganz besonders charakteristisch sind die oben erwähnten zu heißen Füße.

**Psychisch** ist der Sulfur-Patient in der Regel ein unordentlicher Mensch, der weder der körperlichen Sauberkeit noch seiner Kleidung Beachtung schenkt und häufig verwahrlost und schmutzig herumläuft. Er hat eine besondere Neigung zum philosophischen Grübeln, weshalb man ihn als „Philosoph in Lumpen" bezeichnet hat. Häufig ist charakteristisch für ihn sein herrischer, egozentrischer und egoistischer Charakter.

Als **somatisches** Leitsymptom bestehen oft dicke, wulstige, rote Lippen, ferner Hyperämie (also Röte und Hitze) an allen Körperöffnungen, d. h. überall da, wo die Schleimhaut in die Körperhaut übergeht. Typisch ist auch ein Verlangen nach frischer Luft, was sich oft im hartnäckigen Fensteraufreißen, besonders in geheizten Zimmern, bemerkbar macht. Der Sulfur-Patient neigt zu Ekzemen, und wenn diese mit Salben oder Röntgenstrahlen unterdrückt werden, dann verschlimmern sich all seine übrigen Symptome. Nicht selten tritt nach dieser Unterdrückung auch Asthma auf, das oft besteht, bis die früheren Ekzeme vorübergehend wieder zum Ausbruch gekommen sind. Somatisch typisch für den Sulfur-Patienten sind auch ein nachlässiger gebeugter Gang sowie Hängeschultern.

Die oben beschriebenen Symptome sind beim Sulfur-Kranken in der Regel während der Jugend und Adolescenz vorhanden. Sie können bis zum 30. Jahre andauern, dann aber beginnen meist Veränderungen einzutreten, insbesondere nimmt die Körperhitze ab, so daß wir in späteren Jahren oft einen anderen Typus sehen, den man als kalten Sulfur-Typ bezeichnet hat. Dieser Spät-Sulfur-Typ ist also eher fröstelig und die Diagnose ist in diesem Falle schwerer zu stellen. Sie ist aber meistens ohne weiteres möglich, wenn man die Befragung auf frühere Lebensepochen ausdehnt, weil dann in der Regel die oben beschriebenen Symptome zum Teil oder ganz eruiert werden können.

## 2. Calcarea carbonica:

Dies ist ebenfalls eines der Hauptmittel der psorischen Gruppe. Es folgt häufig gut auf *Sulfur* und wird gefolgt von *Lycopodium*.

Der typische Calcarea-Typ ist schwerfällig, untersetzt, langsam in seinen Reaktionen. Seine Gelenke sind steif; wenn er den Arm streckt, beträgt der Ellbogenwinkel weniger als $180^0$. Charakteristisch sind Schwellungen der Drüsen, besonders in der Inguinalgegend, Tonsillenhypertrophie, Neigung zu Schweißen mit saurem Geruch, ganz besonders Nachtschweiße des behaarten Kopfes und ebenso Fußschweiß. Der Calcarea-Mensch ist häufig ein chronischer Bronchitiker, besonders in der 2. Lebenshälfte. Seine Füße sind kalt beim Zubettgehen, später dann zu heiß.

Die Gesichtsfarbe ist meist auffallend kreidig-bleich, besonders bei Kindern, was von den Schulmedizinern dann oft irrtümlich als Anämie ausgelegt wird, auch wenn die Hämoglobinwerte nur unbedeutend nach unten abweichen.

Typisch ist die starke Neigung zu Katarrhen aller Art mit gallertigem Schleim (Nase, Rachen, Bronchien), bei der Frau milchartiger Weißfluß, ferner zu lange, zu starke und zu häufige Menses mit dunklem Blut. Dies ist so typisch, daß HAHNEMANN daraus allein die Indikation zu *Calcarea carb.* ableitet.

Beim Kinde besteht Unverträglichkeit der Milch (Diarrhoen) und Milchschorf. Säurebeschwerden des Magens sind ebenfalls dem Calc.-carb.-Typus eigen.

Verlangen nach Zucker und Süßem ist sehr charakteristisch, oft auch nach Kalk, Kreide und Erde. Meist schlechte Zähne.

**Psyche:** Ängstlichkeit, Schwindelgefühl in der Höhe, Angst vor Unglücken oder daß Angehörigen etwas zustoße. Besondere Empfindlichkeit gegen grausame Szenen, welche Andere betreffen; kann selbst Erzählungen davon nicht anhören. Dabei aber hartnäckig, oft unbelehrbar.

**Rheuma:** Fast alle Gelenke können betroffen sein, alle Arten von Arthritiden und Arthrosen, jedoch sind besonders disponiert die Gelenke des Beckengürtels, die Knie-, Fuß-, Zehen- und Fingergelenke. Typische Verschlimmerung bei naßkaltem Wetter oder Durchnässung.

**Schlimmer:** durch Kälte, vor allem feuchte Kälte, körperliche und geistige Anstrengung, Steigen, kalte Bäder.

**Besser:** durch Trockenheit, trockene Wärme, Liegen auf der schmerzhaften Seite.

### 3. Lycopodium:

Ein typisches Mittel für die harnsaure Diathese, welches besonders gut auf *Calcarea carb.* folgt.

Der Lycopodium-Mensch ist meist ein unangenehmer Gesellschafter: schrullig, empfindlich, Kritikaster, der an allem das Negative und Schlechte sieht. Oft hyperintellektuell mit schwach entwickelter Muskulatur und geringer körperlicher Leistungsfähigkeit. Mager, mit greisenhafter, runzliger Haut schon in der Jugend, gepaart mit erdig-fahler Gesichtsfarbe. Verträgt nichts, besonders macht ihn Lärm (Teppichklopfen) rasend. Mangel an Selbstvertrauen. Ärgerlich beim Erwachen. Neigung zum Alleinsein.

Andere Charakteristica: Neigung zu süßen und vor allem zu heißen Speisen und Getränken, dazu Leber- und Magenstörungen mit Höhepunkt der Verschlimmerung zwischen 16 und 19 Uhr. Nierensteine mit Schmerzen, die von der Niere zur Blase ziehen. Gewohnheit, grundlos den Kopf zu schütteln, besonders wenn dieser vom Hut bedeckt ist. Besonders typisch ist auch die Rechtslateralität; er hat alle Beschwerden auf der rechten Seite und sie ziehen von rechts nach links, wenn sie ausstrahlend sind.

Trockene Kehle und Rachen, säuerlicher Geschmack im Munde, Sättigungsgefühl nach wenigen Bissen trotz anfänglichen Hungers oder das Gegenteil: Appetitlosigkeit mit Bulimie, wenn er einmal angefangen hat mit Essen. Typisch sind Gasbeschwerden, er ist ständig voll von Gasen, selbst nach dem leichtesten Essen. Dazu Leibkollern und inkarzerierte Winde. Verstopfung. Geschlechtliche Schwäche und bei der Frau zu lange dauernde und zu starke Menses. Vorzeitige Impotenz. Salziger Geschmack des Sputums. Brennende Schmerzen zwischen den Schulterblättern. Rötliches Sediment im Urin, nichthaftend; Nykturie.

**Rheuma:** Chronische Gicht mit Gichtknoten und heißer Schwellung der Finger- und Zehengelenke. Arthritiden der Schultergelenke, der Ellbogen, der Finger- und Zehengelenke mit Kontrakturen, rechtsseitige Ischias. Schmerzen der Fersenbeine. Schlimmer beim Stehen und Gehen, beim Draufliegen, in der Nacht.

Oft begleitet von Schweißen, besonders Fußschweiß und Einschlafen der Extremitäten. Ferner Kältegefühl im einen Fuß und Hitze im anderen; Stoßen und Ausschlagen mit den Beinen im Bett.

**Allgemeine Verschlimmerungen:** 16—19 Uhr, Kleiderdruck, Hitze und geheiztes Zimmer, warmes Bett, doch sucht er mäßige Sonnenwärme auf. Ausnahme: Magen und Abdomen bessern sich durch Wärmeauflagen und warme Getränke.

**Besser:** durch Bewegung, Kühle, durch Abdecken im Bett, in fröhlicher Gesellschaft.

## 4. Calcarea fluorica:

Typisch für dieses Mittel sind die laxen Bänder und die außergewöhnliche Beweglichkeit in den Gelenken, welche über die durchschnittliche Exkursionsgrenze hinaus überstreckt werden können, so daß beim Strecken der Ellbogengelenke ein Winkel von 190° und mehr entsteht. Auch die Fingergelenke können in alle möglichen Subluxationsstellungen gebracht werden, so daß der Calc.-fluor.-Typ als der geborene Taschenspieler bezeichnet werden kann. Als zweites somatisches Merkmal findet sich eine außerordentlich und nach allen Richtungen gefurchte Zunge und als drittes eine bleiche, oft kreideweiße Gesichtsfarbe.

**Psychisch** ist diese Konstitution labil, jedem Zwang und jeder Disziplin abgeneigt, dabei aber äußerst praktisch im Leben, besonders geschickt, das Wasser auf seine Mühle zu leiten. In Geldangelegenheiten ist der Calc.-fluor.-Typ sehr interessiert und zugleich bestrebt, sein Leben ganz nach individuellen Gesichtspunkten zu organisieren, also der geborene Individualist.

Dank seiner Gelenkbeweglichkeit neigt er weniger zu chronischem Rheuma, dafür aber zu habituellen Luxationen mit der Folge, daß sich bei häufiger Wiederholung doch entzündliche Veränderungen der Bänder einstellen, welche schmerzen und daher unter den Begriff des Rheumas fallen. Ganz besonders aber neigt dieser Typ zu chronisch rezidivierender Lumbago, deren Ursache wohl meist in leichten Subluxationen der unteren Lendenwirbel liegt. Jede energische Bewegung ist dann imstande, einen Lumbagoanfall auszulösen. Auch besteht eine gewisse Disposition zu Synovitiden.

Im übrigen sind folgende **Modalitäten** typisch, welche sehr an *Rhus Tox.* erinnern:

**Schlimmer:** nach Ruhe, durch Kälte und im Anfang der Bewegung.

**Besser:** durch fortgesetzte, aber mäßige Bewegung, Wärme.

**Differentialdiagnostische Hinweise:**

*Rhus Tox.:* gleichsinnig, aber keine abnorme Gelenkbeweglichkeit, eher Versteifungen.

*Natrium carb.:* Neigung zu Verrenkungen und Luxationen, bes. der Fußgelenke, Arthritiden aber bes. in den Knien lokalisiert (housemaids knee), depressive Mentalität mit Dyspepsie, Abneigung gegen Musik und schlimmer durch Sommerhitze.

Weitere Mittel mit Rheuma der Lumbosacralregion (Differentialdiagnostische Hinweise s. unter diesen):

*Bryonia* (s. S. 45)
*Staphisagria* (s. S. 58)
*Antimonium tartaricum* (s. S. 65)
*Aesculus Hippocastanum* (s. S. 57)

## 5. Calcarea phosphorica:

Dieser Typus neigt wie *Calcarea carb.* zu Schnupfen, Anginen, Drüsenschwellungen und Darmstörungen, welche sich aber hier weniger im Magen als im Darm in Form von kolikartigen Enteritiden zeigen und zwar vor allem im jugendlichen Alter. Doch ist der Habitus groß und schlank, während die Gelenkbeweglichkeit in der Mitte liegt zwischen *Calcarea carb.* und *Calcarea fluor.*, so daß beim völligen Strecken der Ellbogengelenke ein Winkel von 180° erreicht wird.

Es finden sich alle Arten von Knochen- und Gelenkschmerzen, besonders Schulterschmerzen, die bis zu den Fingern ausstrahlen, Schmerzen der langen Röhrenknochen (Wachstumsschmerzen), solche des Nackens und der Iliosacralgelenke, aber auch Arthritiden anderer Lokalisation. Typisches Begleitsymptom: Taubheitsgefühl.

**Psyche:** Schwieriger Charakter, verdrießlich, wenn er geistige oder körperliche Arbeit verrichten muß; ungeduldig, unruhig, zerstreut, Neigung, den Ort und die Tätigkeit ständig zu wechseln, also labil. Sehr empfindlich gegen Verdruß und Beleidigungen.

**Schlimmer:** durch Wetterwechsel, besonders Schneefall, Zugluft, körperliche und geistige Anstrengungen.

**Besser:** im Sommer, bei trockener Wärme.

Typisch bei Frauen: starke, zu häufige, hellrote Menses mit Rükkenschmerzen und dazu gallertiger oder milchiger Weißfluß. Bei Kleinkindern: Unverträglichkeit der Muttermilch.

Ein Symptom wie das letztere kann seine Bedeutung haben, indem man bei einem großgewachsenen, schlanken Rheumatiker, dessen Beschwerden sich bei Wetterwechsel stets verschlimmern und aus dessen Anamnese hervorgeht, daß er als Kind die Muttermilch nicht vertrug, eine hinreichende Indikation für *Calcarea phos.* ableiten wird.

## 6. Graphites:

Der Graphites-Typ ist ein fetter, frostiger Dickhäuter mit Neigung zu nässenden Ekzemen, besonders hinter den Ohren, zwischen den Fingern und Zehen und in den Gelenkbeugen, welche oft ein dickliches, honiggelbes Sekret absondern. Sein Stoffwechsel ist herabgesetzt, daher ist er aufgedunsen mit Verlangsamung aller Funktionen. Besonders auffallend ist das Darniederliegen der Tätigkeit der Geschlechtsorgane, was sich bei Männern durch mangelnde Libido oder übertriebene Libido mit mangelnder Erektionsfähigkeit oder, wenn letztere normal ist, oft durch Zusammenfallen des erigierten Gliedes während des Geschlechtsaktes, also vor der Ejakulation, geltend macht. Bei Frauen findet sich regelmäßig schwache Menstruation von Verstopfung begleitet, dazu merkwürdigerweise Hypertrophie der Brüste, welche schwer und kalt herabhängen. Die Brustwarzen sind sehr empfindlich mit Neigung zu Schrunden; ferner besteht Abneigung gegen Geschlechtsverkehr. Oft Schwerhörigkeit, wobei der Patient oft besser hört im Lärm, also z. B. im fahrenden Eisenbahnzug. Der Graphites-Typ hat oft einen widerlichen, schimmeligen Körpergeruch und subjektiv die Empfindung, als ob er ein Spinngewebe oder eingetrocknetes Eiweiß im Gesicht habe, das die Mimik behindert. Oft Hitzewellen im Gesicht oder in den Ohren, welche sich heiß anfühlen.

**Psyche:** Faul, aber große Empfindlichkeit gegen Geräusche, welche ihn auffahren lassen. Typisch sind Furchtsamkeit und Mangel an Entschlußfähigkeit. Bei den Kindern oft unverschämtes Benehmen; sie lachen, wenn man sie tadelt. Abneigung gegen geistige Arbeit und Unruhe in den Extremitäten bei sitzender Tätigkeit. Es besteht eine eigentümliche Sentimentalität, z. B. ein von Sentimentalität triefendes Mitgefühl bei egoistischer Grundveranlagung, was sich oft dadurch dokumentiert, daß der Patient beim Anhören von Musik in eine weinerliche Stimmung versetzt wird oder gar laut aufschluchzt.

Weitere typische Merkmale sind: Abneigung gegen Süßes, Fleisch und besonders gegen Fisch. Schwitzen über dem Brustbein. Nässen unter den Brüsten. Intertrigo bei Kindern. Häufige Leberstörungen mit Übelkeit. Sodbrennen, Gastralgien aller Art mit Besserung durch Essen. Verstopfung. Verdickte Finger- und Zehennägel. Ödeme der Beine und übelriechender Fußschweiß. Wunden heilen schlecht und neigen zu Eiterungen. Neigung zu Keloidbildung, Unterschenkelgeschwüren und harten Lymphdrüsenschwellungen.

Die rheumatischen Erscheinungen können alle Gelenke betreffen, ganz besonders aber die Halswirbelsäule, die Iliosacralgelenke, die Intercostalmuskeln, die Hüft- und Fingergelenke, wobei das Daumengrundgelenk eine besondere Anfälligkeit aufweist. Tophibildung an den Fingergelenken. Auch die Zehen sind häufig befallen, besonders deren Grundgelenke. Oft neuralgische und neuritische Schmerzen, bei denen der Brennschmerz charakteristisch ist.

**Differentialdiagnostische Hinweise:**

*Sulfur:* kann im Spätstadium, d. h. im Stadium des sog. kalten Sulfurs (BERNARD) ein ähnliches Symptomenbild ergeben. Die Differentialdiagnose muß dann auf Grund der Frühsymptome (Anamnese) gestellt werden.

*Calcarea carb.:* ebenfalls ähnlich, aber hier ist mehr das knöcherne System hypertrophisch, während bei *Graphit* die Weichteile zur Hypertrophie und zur Gedunsenheit neigen.

*Kalium carb.:* am ähnlichsten, doch wiegen hier die Magenstörungen vor. Typisches Angstgefühl in der Magengrube, schlimmer durch Essen und nachher; keine Neigung zu Hauteruptionen.

Selbstverständlich können die differentialdiagnostischen Unterschiede bei den Antipsoricis wegen der Vielheit der Symptome nur summarisch behandelt werden.

## Die Kaligruppe

Die Kaligruppe spielt eine bedeutende Rolle in der Behandlung der Psora und damit auch der rheumatischen Erkrankungen. Sie haben gewisse gemeinsame Merkmale, insbesondere Adynamie, exsudative Prozesse und eine gewisse Asthenie des Nervensystems. Teilweise wurden die Kalisalze schon lange vor HAHNEMANN therapeutisch benützt, dann vor allem auch von SCHÜSSLER, der insbesondere das *Kalium mur.* in die Therapie eingeführt hat. Naturgemäß war es erst der Homöopathie beschieden, durch Aufstellung der Mittelbilder die Differentialdiagnose hinsichtlich der Indikation der einzelnen Kalisalze zu stellen.

### 1. Kalium carbonicum:

Das wichtigste Kalisalz. Es ist ein Mittel für die hydrogenoide Konstitution mit verlangsamter Zirkulation und Gewebsinfiltrationen durch toxische Substanzen, welche wohl aus dem intermediären Stoffwechsel stammen dürften. In der Regel bestehen auch Magen- und Leberstörungen im Sinne einer Insuffizienz. Natürlich genügt dies nicht zur therapeutischen Indikationsstellung, welch letztere sich, wie immer in der Homöopathie, auf die Gesamtsymptomatologie zu stützen hat.

Fleischiger Typus mit Ödemneigung, welche sich besonders am inneren Winkel des oberen Augenlides (typisch), ferner als Ascites und an den Beinen bemerkbar macht. Neigung zu Schweißen, besonders am Oberkörper, allgemeine Schwäche und Rückenschmerzen, die besonders nach dem Essen auftreten. Typisch ist ein Angstgefühl in der Magengegend, wie wenn die Angst dort ihren Sitz haben würde. Charakteristisch sind stechende Schmerzen in der Brust, vor allem rechts und in der Lebergegend. Dazu dyspeptische Störungen: Sodbrennen; Empfindung, als ob der Magen voll Flüssigkeit wäre, mit Plätschern in Magen und Därmen. Verstopfung mit abnorm großkalibrigen Stühlen. Neigung zu Schnupfen, Anginen und Bronchitis, wobei für die chronische Bronchitis typisch ist, daß beim Husten ungewollt kleine Schleimklümpchen herausfliegen. Herzklopfen und Stiche in der Herzgegend.

Die Schmerzen haben lanzinierenden und stechenden Charakter und sind meist begleitet von Kraftlosigkeit in den befallenen Regionen. Wandernde Schmerzen. Die rheumatischen Schmerzen stellen sich besonders ein, wenn ein Körperteil längere Zeit kühler Luft ausgesetzt wurde, also z. B. Schulterschmerz oder Torticollis infolge Abdeckens während der Nacht. Coxarthrose, Kniearthrose, Rheuma der Glutäalgegend, brennende Schmerzen in der Wirbelsäule, chronische Lumbago mit Ausstrahlung in die Oberschenkel, Schmerzen in den Finger- und Zehenspitzen, Schwellungen im Bereich aller Gelenke.

**Psyche:** Schwieriger Charakter, labil mit wechselnder, gegensätzlicher Gemütslage. Sehr reizbar, ängstlich und voll angstbetonter Vorstellungen. Stets unruhig und unzufrieden, dazu hartköpfig und überempfindlich gegen Schmerz. Abneigung gegen Alleinsein.

**Schlimmer:** durch Kälte, durch regionale Abkühlung, nach dem Essen, nach Coitus, 3 Uhr, auf der kranken Seite liegend.

**Besser:** tags, durch Bewegung, warmes, trockenes Wetter.

**Differentialdiagnostisch** sind in Betracht zu ziehen:

*Calcarea carb.*, *Ammonium carb.*, *Graphites*, *Lycopodium* und *Carbo veg.*, auf welch letzteres Mittel Kalium carb. ganz besonders gut folgt.

## 2. Kalium muriaticum:

Kalium mur. ist nur wenig geprüft worden, hingegen liegen sehr zahlreiche therapeutische und klinische Erfahrungen vor, von welchen die Mehrzahl auf Schüssler und die eklektische Schule Amerikas, ferner auf amerikanische Homöopathen zurückgeht.

**Typisch** scheinen zu sein: Weißer oder grauer Zungenbelag an der Zungenbasis, chronische Tracheobronchitis mit Absonderung eines weißlich-grauen dickflüssigen Schleimes, ferner fibrinöse Ausschwitzungen der Synovien und der serösen Häute, Bursitiden, Adenitiden, Magenschmerzen von Verstopfung begleitet, entfärbter Stuhl, gelbliche, reichliche Kopfschuppen.

**Rheuma:** Akuter oder chronischer Rheumatismus oft mit fieberhaften Exacerbationen. Schwellung und Exsudation in den Gelenken, plastische Tendenz, Synovitiden, Bursitiden und Tendovaginitiden. Neigung zu Steifigkeit (Einrosten) der Gelenke, lanzinierende Schmerzen von der Lendengegend zu den Füßen. Steifigkeit der Hände.

**Psyche:** Astheniker mit depressivem Einschlag; fürchtet, sterben zu müssen.

**Schlimmer:** durch Bewegung, Bettwärme, nachts, fettreiche Nahrung, feuchte Kälte, Druck, auf der kranken Seite liegend.

**Besser:** durch trockene atmosphärische Wärme.

**Differentialdiagnostische Hinweise:**

*Rhus Tox.:* ähnlich, aber Besserung durch Bewegung.

*Bryonia:* am ähnlichsten, aber Besserung durch Druck, auf der kranken Seite liegend.

### 3. Kalium sulfuricum:

Die rheumatischen Schmerzen dieses Mittels können akut oder chronisch sein. Sie sind vorzugsweise im Rücken, in den Muskeln, in der Halswirbelsäule und in den Hüftgelenken lokalisiert. Dieser Rheumatismus scheint aber auch die inneren Organe zu affizieren, besonders findet sich Kopfweh, ferner Entzündung des Zahnfleisches, welche auf rheumatische Toxine zurückzuführen sein dürfte. Ferner wandernde und lanzinierende Schmerzen.

**Leitsymptome:** Kalium sulf. ist *Pulsatilla* sehr ähnlich, seine Wahl sollte also, wie immer dann, wenn ein pflanzliches und ein mineralisches Mittel hinsichtlich Ähnlichkeit konkurrieren, sehr wohl erwogen werden, weil es sehr häufig vorkommt, daß in diesem Falle eine unrichtige Verordnung zu Verschlimmerungen führt. Sollte sich das zunächst gewählte Mittel (also hier *Pulsatilla*) nicht bewähren, so muß man in solchen Fällen stets einige Zeit abwarten, bzw. vorerst ein Zwischenmittel geben, bevor man, immer nach ausreichender Wirkungsdauer des letzteren, zum mineralischen Mittel übergeht.

Das Hauptunterscheidungsmerkmal gegenüber *Pulsatilla* ist der Durst, der bei letzterer fehlt oder höchstens um 14 Uhr herum sich bemerkbar macht. Man hat daher Kalium sulf. auch als *Pulsatilla* mit Durst benannt.

**Typisch** ist ferner eine Neigung zu Schuppung (Kopfschuppen, trockene, gelbschuppende Ekzeme oder nässende Ekzeme mit gelblicher Sekretion). Des weiteren findet sich eine Neigung zu Katarrhen, zunächst trockenen, dann solchen mit gelblichem Ausfluß. Diese Katarrhe können die Nase (Coryza) und die Bronchien betreffen, vor allem aber die Tuba Eustachii und das Mittelohr.

Die depressive Tendenz aller Kalisalze in bezug auf den Stoffwechsel, die Organfunktionen, besonders des Herzens, den Blutdruck, den Wärmehaushalt, die Muskelkraft findet sich auch bei diesem Mittel.

**Psychisch** besteht ebenfalls Ähnlichkeit mit *Pulsatilla*, aber Kalium sulf. ist reizbarer; es besteht eine typische reizbare Überempfindlichkeit mit Psychasthenie.

**Schlimmer:** durch Wärme, warmes Zimmer, Ruhe.

**Besser:** durch Kälte, frische Luft, Bewegung.

**Differentialdiagnostische Hinweise:**

*Pulsatilla:* (s. S. 52)

*Ledum:* Ebenfalls wegen seiner Ähnlichkeit oft schwer zu unterscheiden. Die Schmerzen gehen hier in der Diagonalen, z. B. linkes Hüft- und rechtes Schultergelenk mit Verschlimmerung nachts und durch Bewegung.

## 4. Kalium phosphoricum:

Hier ist die Nervenschwäche und Prostration sehr ausgesprochen, oft typische Adynamie mit Untertemperaturen.

Seine rheumatischen Beschwerden haben nichts Typisches, weshalb seine Indikation allein auf Grund seiner übrigen Symptome gestellt werden muß, vor allem auf Grund der Nervenschwäche, der Erschöpfung nach geistiger Anstrengung und auf Grund der Modalitäten.

Bei den Frauen finden sich als typisches Symptom verspätete und schwache Menses, ferner profuser Ausfluß von rötlicher, orangenfarbiger oder tiefdunkelroter Farbe.

**Schlimmer:** durch Erregung, Verdruß, geistige Arbeit, körperliche Anstrengung, Kälte, Essen, morgens früh.

**Besser:** durch Wärme, Ruhe.

## 5. Kalium nitricum:

Seine rheumatischen Schmerzen sind meist in der Serratusgegend lokalisiert (Stiche zwischen den Schulterblättern); ferner Schulterschmerzen und Arthritiden aller Gelenke. Oft Gefühl von Schwellung in den Fingern, welche dadurch als steif und in der Bewegung als behindert empfunden werden (Zufassen).

Kalium nitr. hat Neigung zu Ödemen, welche oft plötzlich auftreten und ebenso rasch wieder verschwinden, womit offenbar das diesem Mittel eigentümliche Asthma zusammenhängt.

Haare sehr empfindlich und schmerzhaft bei Berührung. Kopfweh mit Schwindel, als ob der Patient seitlich oder rückwärts fallen müßte; schlimmer beim Bücken. Nebel vor den Augen, ebenso farbige Ringe und Flackern. Brennender Tränenfluß. Heftiges Niesen, Zungenbrennen. Menses zu früh und zu stark, begleitet von Rückenschmerzen.

**Schlimmer:** durch Kalbfleischgenuß, gegen Morgen und am Nachmittag.

## Die Natriumsalze

Auch die Natriumsalze sind insgesamt typische Mittel gegen die psorische und tuberkulinische Diathese und haben ebenfalls, wie die Kalisalze, gewisse gemeinsame Eigenschaften. Diese sind Schwäche und depressive Zustände sowohl in physischer als auch in psychischer Beziehung. Die psychische Schwäche äußert sich in Traurigkeit, Mangel an Aktivität, Überempfindlichkeit gegen alle äußeren Einflüsse wie Verdruß, Geräusche, ja selbst Musik, während physisch oft Magerkeit oder dann wieder hydrogenoide Zustände auftreten, je nach dem Stadium und dem Säurerest, welcher das Salz bildet. *Natrium carb.* und *Natrium mur.* neigen zu Magerkeit, *Natrium sulf.* hingegen zu ödematöser Aufschwemmung des Körpers. Die oben genannte Empfindlichkeit wirkt sich körperlich besonders in bezug auf die Temperatur und Sonnenbestrahlung aus, fast alle Natriumsalze werden schlimmer durch strahlende Wärme (Ofen) und durch die Sonne.

### 1. Natrium carbonicum:

Hier betrifft die Schwäche vor allem die Ligamente, was zu Verstauchungen und Subluxationen Anlaß gibt, wobei die Fußgelenke besonders disponiert sind. Die rheumatischen Schmerzen und Entzündungen befallen vorzugsweise die Kreuzgegend, den Nacken, und die Glieder, wobei das Kniegelenk besonders dominiert (Knie-Arthritis der Hausfrauen, welche besonders nach dem Scheuern der Böden auftritt). Entzündliche Schwellung, Steifigkeit und Sehnenverkürzung sind charakteristisch.

**Übrige Symptome:** Starke Neigung zum Schwitzen, oft abwechselnd mit auffallender Trockenheit der Haut, welche meist rauh und schrundig ist. Prallgefüllte Venen. Schlechte Verdauung und dyspeptische Beschwerden, welche durch die geringste Abweichung von der üblichen Diät erheblich verstärkt werden.

**Psyche:** Natrium carb. ist depressiv-melancholisch, welcher Zustand sich besonders verschlimmert durch Musik. Ferner besteht eine

Verminderung der intellektuellen Funktionen (Schwierigkeit zu denken, langsames Begreifen und schlechtes Gedächtnis). Typisch ist auch Ängstlichkeit gepaart mit Unruhe vor und während Gewittern sowie gesteigerte Empfindlichkeit gegen Geräusche und Verdrießlichkeiten.

**Schlimmer:** durch Musik, Sommerhitze, Gewitter, beim Sitzen, durch geistige Anstrengung, Sonne, Wetterwechsel, geringsten Luftzug.

**Besser:** durch mäßige Bewegung, durch Bohren in der Nase und im Ohr.

**Differentialdiagnostische Hinweise:**

*Phosphorus:* ähnlich, aber mehr Typus des Strohfeuers und stärkerer Einfluß auf die parenchymatösen Organe (Leber, Niere), welche sehr häufig beteiligt sind.

*Rhododendron:* wenig geistige Symptome, aber starke Verschlimmerung der rheumatischen Beschwerden durch Gewitter und Wetterwechsel. Die rheumatischen Veränderungen sind weniger tiefgreifend.

*Rhus Tox.:* am ähnlichsten in bezug auf die besondere Beteiligung des periarticulären Gewebes; eignet sich oft als komplementäres Mittel vor oder nach Natrium carb.

## 2. Natrium muriaticum:

Für Natrium mur. gilt im speziellen das über die Natrium-Salze generell Gesagte.

**Rheuma:** Charakteristisch sind die Rückenschmerzen, besonders beim Sitzen. Besser durch Anlehnen und Stützen der Wirbelsäule. Ferner besteht eine Neigung zu Kontraktur und Verkürzung der Sehnen, sowie Krepitieren der befallenen Gelenke. Sonst haben die rheumatischen Erscheinungen des Mittels nicht viel Charakteristisches; seine Verordnung gründet sich somit hauptsächlich auf die besonderen übrigen Symptome dieses Natriumsalzes.

**Übrige Symptome:** Merkwürdige Empfindungen, besonders Anästhesien. Die Schulmediziner betrachten dieses Symptom als typisch hysterisch, doch haben wir triftige Gründe, dasselbe auf toxische Einflüsse (hier infolge des gestörten Natr.-mur.-Stoffwechsels) zurückzuführen. Kopfweh ist typisch, oft wie Hämmern im Kopfe, Verschlimmerung morgens; häufig begleitet von Übelkeit und bleicher Gesichtsfarbe. Ermüdung und Schmerzen der Augen. Schlimmer durch Lesen und Fixieren von Gegenständen. Trockenheit des Mundes. Ständiger Nasenfluß, Sinusitis mit klarem, durchsichtigem Schleim, begleitet von Retronasalkatarrh. Hypästhesie und Anästhesie der Zunge und der Lippen. Dicke Unterlippe mit Schrunde in der Mitte. Weiße Kopfschuppen. Der Magen macht meist ebenfalls Beschwerden aller Art: schwache Verdauung. Schlimmer durch Brot und Cerealien.

Unstillbarer Durst und Verlangen nach Salz. Schwitzen beim Essen. Verstopfung. Impotenz bei Männern, unregelmäßige Menses bei Frauen mit starkem Fluß, wenn die Menses eintreten. Trockene Vagina mit Schmerzen beim Coitus und Frigidität. Gefühl von Gebärmuttersenkung, wässeriger Weißfluß, Amenorrhoe. Asthma; Husten mit Kopfweh. Stiche in der Leber, Stiche im Bereich des Thorax. Tachycardie, Schmerzen und Kältegefühl in der Herzgegend. Erwacht häufig nachts und kann lange nicht mehr einschlafen. Fettige, ölige Haut, besonders des Gesichtes, ekzemartige Ausschläge, besonders an der Haargrenze und in den Handflächen, Urticaria. Warzen in den Handtellern und an den Fingern.

**Psyche:** Vorherrschend die Depression, sowie eine ausgesprochene Irritabilität. Das Geringste regt ihn auf, bringt ihn außer sich. Typisch asozialer Mensch, welcher immer das Gegenteil dessen verlangt, was man ihm anbietet oder vorschlägt, der sich beklagt, daß man sich um seine Wünsche nicht kümmert, aber abweisend wird, wenn man auf ihn eingeht. Dies zeigt sich besonders, wenn man ihn bei Verstimmung oder Traurigkeit trösten will. Er wird dann ungehalten, ja arrogant und abweisend. Will allein sein, bricht aber in Weinkrämpfe aus, wenn man ihn allein läßt. Weinen mit Lachen gepaart. Äußerst empfindlich gegen psychische Einflüsse (Ärger, Verdruß, Beleidigungen), welche stets verschlimmern.

**Schlimmer:** durch Musik, warmes Zimmer, strahlende Wärme (Ofen), 10 Uhr, am Meer, geistige Anstrengung, Trösten, Monotonie der Lebensführung, frische Luft, kalte Bäder, Abwechslung, Diätwechsel.

**Besser:** durch Liegen auf der rechten Seite, Anlehnen, fest anliegende Kleider, welche Halt geben.

**Differentialdiagnostische Hinweise:**

*Ignatia:* steht am nächsten, ist das akute Mittel von *Natrium mur.* Zu vergleichen: *Sepia, Thuja, Graphites, Alumina, Phosphorus.*

## 3. Natrium phosphoricum:

Ist eines der Hauptmittel SCHÜSSLER's gegen den Rheumatismus schlechthin gewesen. Er gab es auf Grund von theoretisch-chemischen Überlegungen, offenbar weil man annehmen muß, daß dieses Salz zu einer Übersättigung der Gewebe mit Milchsäure in ursächlicher Beziehung steht, und weil die Milchsäure in den Geweben bekanntlich rheumaähnliche Schmerzen verursachen kann (Wadenspanner nach langem Marschieren). Überlegungen solcher Art können natürlich für die homöopathische Verordnung nicht maßgebend sein, immerhin mögen sie gelegentlich für die engere Wahl mehrerer Mittel mit ungefähr gleicher Ähnlichkeit die Entscheidung erleichtern.

**Hauptsymptome:** Besonders typisch ist der goldgelbe, dicke, cremeartige Belag der Zungenbasis begleitet von Säurebeschwerden des Magens. Gelegentlich kann der Zungenbelag auch weiß sein, doch ist dies weniger typisch. Neigung zu Halsentzündung mit Gefühl eines Fremdkörpers im Hals. Typisch sind ferner Krepitieren und Knacken in den Gelenken sowie goldgelbe Ausflüsse verschiedener Organe (Augen, Nase, Scheide, letzteres Sekret meist sehr sauer). Bläschen an der Zungenspitze mit stechenden Schmerzen. Morgendliche Übelkeit. Hitzegefühl und Röte eines Ohres begleitet von Magensäurebeschwerden und Dyspepsie. Neigung zu Würmern.

**Rheuma:** Alle Sehnen und Gelenke können betroffen sein, besonders aber Hand-, Finger- und Kniegelenke. Schmerzen der Sehnenansätze. Uricämie. Schreibkrampf.

**Psyche:** Nächtliche Angstgefühle, glaubt in Gegenständen des Zimmers lebende Personen zu sehen oder Fußtritte im Nebenzimmer zu hören.

**Schlimmer:** durch Gewitter, Temperaturwechsel von Kälte nach Wärme.

**Differentialdiagnostische Hinweise:**

*Benzoes acidum:* am ähnlichsten in bezug auf Rheuma, hat jedoch einen typisch starkriechenden, dunklen Urin und die Verschlimmerung in Zeiten geringer Harnmengen.

### 4. Natrium sulfuricum:

s. unter Sykose (S. 115)

## Causticum

Causticum ist ein Mittel, das wir dem Genie HAHNEMANNS verdanken. Wir wissen nicht recht, welche Gesichtspunkte er verfolgte bei dessen synthetischer Herstellung, und lange Zeit war seine Zusammensetzung unbekannt. Es handelt sich wahrscheinlich um ein Doppelsalz von Calcium und Kalium, wahrscheinlich ein Sulfat. Seine Wirkung auf rheumatische Erkrankungen ist ganz erstrangig, wenn seine Modalitäten und auch die übrigen Leitsymptome vorhanden sind.

**Hauptsymptome:** Muskelschwäche und Müdigkeit, Neigung zu Katarrhen der oberen Luftwege mit brennendem Wundgefühl in Kehle und Trachea. Lokale Paresen, vor allem der Stimmbänder mit Aphonie. Ptose der oberen Augenlider, Ohrensausen, Schnupfen mit Heiserkeit, fettig-ranziger Geschmack im Munde, Sodbrennen und krampfartige Schmerzen in der Magengegend, begleitet von Abneigung gegen Süßes. Gefühl einer Kugel in der Kehle *(Ignatia)*. Unwillkürlicher Harn- und Stuhlabgang beim Husten, Niesen und brüsker Bewegung. Bei Frauen Menses nur am Tage, verspätet, ferner nächtlicher Scheidenfluß begleitet von großer Schwäche. Im Vordergrund stehen die Urinsymptome und die Beschwerden der oberen Luftwege; letztere sind, wie schon gesagt, Heiserkeit und Aphonie, brennende Schmerzen in der Trachea; Husten schlimmer morgens und abends, besser nach Trinken kalten Wassers. Schleim hinter dem Sternum, welcher ständigen Hustenreiz auslöst, schlimmer beim Niederlegen. Rasche Ermüdung der Stimme mit Heiserkeit, schlimmer beim Singen und Sprechen.

**Rheuma:** Typisch ist die Verschlimmerung durch trockenes, kaltes Wetter und die Besserung bei Eintreten von Regenwetter und Feuchtigkeit. Kreuzschmerzen, schlimmer beim Aufstehen vom Sitzen, Rheuma der unteren Extremitäten, besser bei Ruhe im warmen Bette und schlimmer bei Bewegung der Beine. Vorzugsweise ist das Kiefergelenk befallen, aber auch die Finger-, Hüft-, Knie- und Fußgelenke. Ischias. Rheuma der Sehnenansätze mit Verkürzung der Sehnen; Knochenschmerzen. Deformierende Gelenkentzündungen, besonders der Fingergelenke, oft begleitet von brennenden Schmerzen, welche für Causticum typisch sind. Gelenkkrachen. Schmerzen in der Kniebeuge, als ob die Sehnen zu kurz wären.

**Psyche:** Schon bei Kindern sehr typische psychische Symptome. Sie haben Angst, wollen nicht allein sein, fürchten die Dunkelheit, so daß man beim Zubettgehen ihnen die Hand geben oder das Licht brennen lassen muß. Auch sind sie weinerlich, brechen wegen Nichtigkeiten in Tränen aus. Bei Erwachsenen Depressionen, Hoffnungslosigkeit, äußerst mitleidig in bezug auf Leiden von Anderen. Beim Denken an die eigenen Leiden erhebliche Verschlimmerung, speziell der Hämorrhoiden. Sehr empfindlich gegen Verdruß, Enttäuschungen usw., Unruhegefühl nachts mit Neigung, die Beine ständig zu bewegen.

**Schlimmer:** durch trockene Kälte, kalte Winde, bei schönem Winterwetter, beim Wagenfahren.

**Besser:** durch Feuchtigkeit, Wärme, besonders Bettwärme.

**Differentialdiagnostische Hinweise:**

*Medorrhinum:* ähnlich, ebenfalls besser bei feuchtem Wetter, an der Meeresküste und durch Bewegung; oft gonorrhoische Anamnese oder Heredität.

*Hepar sulfuris:* ebenfalls schlimmer durch trockene Kälte; auch Angstgefühle beim Einbrechen der Nacht, aber außerordentlich reizbar, aggressiv und hastig. Der Rheumatismus von Hepar sulf. bevorzugt die kleinen Gelenke, besonders die Fingergelenke. Profuse Schweiße.

*Phosphorus:* ist Causticum am nächsten und oft schwierig von ihm zu unterscheiden. Schlimmer vor und während Gewittern. Psychisch: liebenswürdig, graziöse Bewegungen, rasches Entflammen (Strohfeuer). Die Symptome der oberen Luftwege sind nahezu mit denen von Causticum identisch, nur ist *Phosphor* viel labiler, während Causticum mehr ein schwerfälliger Typ ist.

## Phosphorus

Phosphorus ist ein Antagonist zu *Causticum*, hat aber, wie häufig die unverträglichen Mittel, eine sehr ähnliche Symptomatologie, außer gewissen Modalitäten, die entgegengesetzt sind. Solche anscheinend absurde Tatsachen eröffnen dem beobachtenden und über die Beobachtungen nachdenkenden Arzt tiefe Einblicke in die Lebensvorgänge. Obwohl beim Phosphorus fast die gleichen Organe besonders anfällig sind wie bei *Causticum*, beruht die Anfälligkeit beim ersteren auf ganz anderen biologischen Abweichungen von der Norm: der Causticum-Typ hat einen langsamen Stoffwechsel mit Neigung zu Hypofunktionen und dadurch bedingte toxische Gewebsschädigungen und Infiltrationen, während der Phosphorus-Typus einen übermäßigen Stoffwechsel aufweist mit erhöhter Reaktionsbereitschaft der Gewebe, weshalb zunächst strohfeuerhaft auflodernde Krankheitsprozesse dominieren, welche in den späteren Lebensabschnitten infolge der mangelnden Resistenz der Gewebe in degenerative Prozesse übergehen. Vom klinischen Standpunkt aus betrachtet können sich aber die Krankheitsbilder außerordentlich ähnlich sehen, vom biologischen Blickpunkt aus sind sie vollkommen gegensätzlich.

**Rheumatische Symptome:** Schwäche der Wirbelsäule begleitet von brennenden Schmerzen und Hitzegefühl zwischen den Schulterblättern und starker Hypersensibilität der Dornfortsätze auf Berührung. Periostalschmerzen an den Tibiae. Knochenschmerzen, vor allem der Kiefer, der Hüften, der Knie. Arthritiden mit Steifigkeit und Ergriffensein der periarticulären Gewebe und der Sehnenansätze mit Verkürzung, vor allem Hüft- und Kniegelenk, aber auch an allen anderen Gelenken, wobei entscheidend für die Mittelwahl die Leitsymptome sind. Weiße Gelenkschwellungen.

**Psychische Symptome:** Hypersensibler, euphorischer, meist liebenswürdiger und sympathischer Mensch mit angenehm grazilen Bewegungen und schlankem, meist sehr großgewachsenem Körper. Excitationsperioden wechseln mit depressiven Phasen ab. Sehr affektbetont, fährt rasch auf und erschrickt leicht. Äußerst sensibel gegen äußere Eindrücke, eine Tendenz, die oft bis zur Hellsichtigkeit, Hellhörigkeit und schlafwandlerischen Neigungen geht. Leicht beleidigt. Furchtvorstellungen, vor allem bei Einbruch der Dämmerung, wo er hinter jedem Gebüsch das Hervorkommen eines Diebes, Räubers oder Mörders erwartet und sich sehr zusammennehmen muß, um diese Eindrücke niederzuhalten. Innere Unruhe, muß sich immer bewegen, Todesangst. In depressiven Phasen kommt es dann zu ausgeprägter geistiger Langsamkeit, Gedächtnisschwäche und Indifferenz. Also ein mannigfaltiges Bild voller Gegensätzlichkeiten, was eben wiederum der erhöhten Erregbarkeit zuzuschreiben ist.

**Übrige Leitsymptome:** Schläfrigkeit nach dem Essen, Schwäche in den Gelenken, die nachgeben. Kann nicht links liegen; Arme und Hände schlafen ein; kleine Wunden bluten stark; Neigung zu Purpura; Hämangiome; blond oder rothaarig; Gehör für menschliche Stimme vermindert, sonst normal; enormer Durst auf kaltes Wasser, Hunger kurz nach dem Essen, Aufstoßen der eben genossenen Nahrung, Magenschmerzen und Brennen. Besser durch kalte Getränke. Neigung zu stark gewürzter Kost und Salz, welches verschlimmert. Schwächegefühl in der Magengegend (goneness), degenerative Leber- und Nierenerkrankungen, fötide Stühle und Winde, Diarrhoe mit starker Schwäche; sehr dünnkalibrige Stühle; bei Verstopfung entfärbte, ja weiße Stühle, übermäßige Libido mit lasziven Träumen und Samenerguß, aber oft begleitet von Potenzschwäche. Neigung zu Heiserkeit, Kitzelhusten, schlimmer abends beim Niederlegen. Heftiges Herzklopfen mit Angstgefühl, schlimmer durch Liegen auf linker Seite und beim Einbruch der Dämmerung. Nasenbluten und Hämoptoe. Rechtslateralität.

**Schlimmer:** Dämmerung, Wetterwechsel, während Gewittern, linke Seitenlage, Treppensteigen, Berührung, geistige und körperliche Anstrengung, warmes Essen und Getränke.

**Besser:** in der Dunkelheit, durch rechte Seitenlage, kalte Nahrung und Getränke, kühle und frische Luft, Ruhe, kalte Abwaschungen nach Schlaf, auch kurzem.

**Differentialdiagnostische Hinweise:**

*Causticum:* (s. S. 90)

*Silicea:* äußerst frösteliger Typus, viel konstanter als Phosphorus, allgemeine Demineralisation (s. S. 117)

*Lachesis:* viel Ähnlichkeit, aber keine Verschlimmerung bei Gewitter. Schlimmer nach Schlaf, frühmorgens nach dem Erwachen. Linkslateralität.

*Calcarea phos.:* ebenfalls ähnlich, aber schlimmer durch Kälte und feuchte Kälte, Schneefall, besser im Sommer, durch warmes trokkenes Wetter. Keine Degenerationen der parenchymatösen Organe.

*Sulfur:* ebenfalls brennende Empfindungen, bes. an Hand- und Fußsohlen, aber schlimmer im warmen Zimmer. Keine Gewitterempfindlichkeit, Symptome weniger stark wechselnd; Verlangen nach Süßem; viel weniger Erethismus, eher plump, nachlässig, unangenehm, egozentrisch und unbeliebt in Gesellschaft.

## Die Magnesiumsalze

Auch die Magnesiumsalze haben gewisse gemeinsame Merkmale: vor allem ihre sensibilisierende Wirkung auf Rückenmark und Gehirn mit der Folge einer erhöhten nervösen Sensibilität (Unruhe, Reizbarkeit, nervöse Schwäche, Hypersensibilität gegenüber Schmerzen); ferner, vom übererregbaren Rückenmark aus: Spasmen, Kontrakturen der Sehnen und Muskeln, Hypersekretion und sympathicotonische Syndrome. Ein weiterer Angriffspunkt der Magnesiumsalze ist die Leber, in welcher aber weder die Gallenausscheidung gestört ist, noch parenchymatöse Degeneration beobachtet wird, sondern typische Dysfunktionen der spezifischen Lebertätigkeit mit Insuffizienzen der Neutralisationsprozesse und der Entgiftungsfunktionen bestehen. Die Folge davon sind Toxikosen verschiedensten Charakters mit Einwirkungen dieser Toxine auf sekundäre Organe (Magen, Darm, Muskeln und Gelenke). Schließlich kann dann die Leber selbst durch diese Toxine Schaden leiden, so daß es auch sekundär zu typischen Leberstörungen kommen kann. Ein weiteres Erfolgsorgan ist der Uterus, dessen Funktionen durch die Magnesiumsalze ebenfalls verändert werden können.

### 1. Magnesia carbonica:

Hier stehen die gastro-intestinalen Symptome sowie die neuralgischen Schmerzen im Vordergrund, welche besonders Kopf und Gesicht betreffen.

**Typische Symptome:** Stechende Kopfschmerzen, schlimmer durch geistige Anstrengung. Supraorbitalneuralgien und solche des Oberkiefers. Sinusitis maxillaris, schlimmer durch kalte Winde. Trockener Mund, schlimmer nachts. Magensäurebeschwerden mit saurem Geschmack im Munde. Neigung zu Früchten, Essig und Gemüsen, gelegentlich starkes Verlangen nach Fleisch. Kolikartige Magenschmerzen. Gestörte Milchverdauung bei Kleinkindern; die Milch findet sich unverdaut im Stuhl. Darmkollern mit starker Gasbildung und Schmerzen in der Ileocoecalgegend. Grünliche, wässerige Durchfälle mit Tenesmen, aber auch Obstipation, verursacht durch nervöse Einflüsse (geistige Übermüdung). Angina vor den Menses. Menstruation: dickflüssig, sehr dunkel bis schwarz, fließt stärker nachts oder nur nachts.

**Rheumatische Symptome:** Vorzugsweise neuralgische Schmerzen, besonders supraorbital und in den Kiefern, ferner ziehende Schmerzen in den Schultergelenken, schlimmer rechts, beim Armheben. Ganzer Körper schmerzt, wie zerschlagen; rheumatische Spannung und Schwellung in der Kniebeuge, aber auch alle möglichen anderen Rheumabeschwerden, wenn die Symptome diesem Mittel entsprechen.

**Psyche:** Nichts Typisches außer der erwähnten Hypersensibilität und Reizbarkeit.

**Schlimmer:** durch Bettwärme, Temperaturwechsel, kalte Winde und Kälte überhaupt, nachts, periodisch alle 3 Wochen.

**Besser:** durch Bewegung, warme Luft, Bewegung in frischer Luft.

**Differentialdiagnostische Hinweise:**

*Aconit* (s. S. 45)
*Rhus Tox.* (s. S. 45)

## 2. Magnesia muriatica:

Magnesia mur. ist ein außerordentlich wichtiges Lebermittel, das bei weitem nicht hinreichend bekannt ist und verordnet wird. Da zahlreiche Fälle von Rheuma durch Toxine verursacht werden, welche durch die gestörte Leberfunktion hervorgerufen werden, kann dieses Medikament, wenn es durch die Symptome angezeigt ist, in solchen Fällen geradezu Wunder wirken.

Seine **psychischen** Symptome sind nicht besonders charakteristisch, sie bewegen sich im allgemeinen Rahmen der Magnesiumsalze, d. h. dieser Kranke ist nervös, oft schlechter Laune, erregt und muß sich ständig bewegen, indem er einfach nicht stillsitzen oder am gleichen Platze bleiben kann. Durch die Umstände erzwungene Ruhe macht ihn unruhig und ängstlich. Er ist fröstelig, hat aber Verlangen nach frischer Luft.

**Übrige Symptome:** Leber meist groß und druckempfindlich, die Schmerzen strahlen gegen den Rücken aus, schlimmer beim Liegen auf der rechten Seite (links: *Ptelea*). Mit der schmerzhaften Leber ist fast immer Verstopfung verbunden mit knolligem, schafkotähnlichem, hartem Stuhl. Die Zunge ist meist schmerzhaft. Typisch sind vor allem kleine Bläschen an der Innenseite der Unterlippe. Diese Trias: schmerzhafte Leber, Verstopfung und Lippenbläschen rechtfertigt fast stets das Mittel. Dazu kommen noch: belegte Zunge, meist gelblich, auch grau, besonders an der Basis. Kopfweh, keine Besserung an frischer Luft. Magensäurebeschwerden, schlechter Geschmack im Munde, auch Verminderung der Geschmacksempfindung, Unverträglichkeit der Milch und der Fette. Herzklopfen und Schmerzen in der Herzgegend, schlimmer durch Sitzen, besser durch Bewegung, begleitet von Leberbeschwerden. — Schläfrig tagsüber mit Schlaflosigkeit nachts. Bei Frauen: die typischen schwarzen Menses der Magnesiasalze mit Gerinnseln, begleitet von Schmerzen in Rücken und Oberschenkeln. Fluß nachts stärker. Schmerzhafte Hämorrhoiden.

**Rheuma:** Vorwiegend in Rücken und H ü f t e n , Armen und Beinen.

**Schlimmer:** direkt nach dem Essen, in Rechtsseitenlage, durch Meerbäder, warmes geschlossenes Zimmer, Milch und Fett.

**Besser:** durch Bewegung, frische Luft (außer Kopfweh), nachhaltigen Druck.

## 3. Magnesia phosphorica:

Dieses Mittel ist gekennzeichnet durch seine heftigen neuralgischen Schmerzen, und zwar vor allem Supraorbitalneuralgien mit markanter Rechtslateralität, Schmerzen in der Herzgegend und Ischias. Sein besonderes Charakteristicum ist die Besserung durch Wärme, Ein weiteres typisches Symptom sind Krämpfe und kolikartige Schmerzen im Bauch, ferner Menstrualkoliken, ebenfalls besser durch Wärme und Zusammenkauern. Des weiteren finden sich Occipitalneuralgien, schlimmer durch Kälte, Waschen des Nackens mit kaltem Wasser, kalte Luft. Ferner ist typisch: Schreibkrampf.

**Psychisch** besteht eine Tendenz zu ständigen Klagen über die Schmerzen, Abneigung gegen geistige Anstrengung, Unfähigkeit zu denken und Schläfrigkeit nach Nahrungsaufnahme.

**Schlimmer:** auf der rechten Seite, durch Kälte, Berührung, nachts.

**Besser:** durch Wärme, Zusammenkauern, anhaltenden Druck, Frottieren.

## 4. Magnesia sulfurica:

Klinisch als Laxativ häufig gebraucht. Hat aber im homöopathischen Bilde absolut keinen Durchfall (in Potenzen angewandt). Die Diarrhoe ist eine rein physikalische Erscheinung, welche bekanntlich auf der Zurückhaltung des Wassers im Darm beruht, weshalb dieses bekannte Symptom, weil nicht biologisch, für uns Homöopathen keine Bedeutung hat. Es gibt leider noch genug Homöopathen, welche im materialistischen Denken befangen sind und daher solche in die Augen springende Tatsachen völlig außer acht lassen.

**Rheuma:** Schmerzen zwischen den Schulterblättern und in der Lumbosacralgegend. Natürlich auch bei Rheuma anderer Lokalisation angezeigt, wenn die Symptome das Mittel indizieren.

**Psyche:** Vorahnungen und Angst vor bevorstehenden Ereignissen (Apprehension), Schwindel, Depression, reizbare Nervenschwäche und Überempfindlichkeit gegen Schmerzen.

**Übrige Symptome:** Am hervortretendsten sind die Symptome der Harnwege. Stechen und Brennen am Harnröhrenausgang nach dem Urinieren. Intermittierender Harnstrahl. Urin: klar beim Harnlassen, reichlich und hell, wird aber rasch trübe und scheidet ein reichliches, rötliches Sediment aus; ferner auch grünliche Nuance des Urins. Bei Frauen sehr dickflüssiger und ungemein reichlicher Weißfluß mit ermüdungsähnlichen Schmerzen in Rücken und Oberschenkeln, schlimmer durch Bewegung. Blutabgang zwischen den Regeln. Menses zu früh, intermittierend. Einschlafen der Glieder mit markanter Linkslateralität, schlimmer morgens nach dem Erwachen. Warzen, kleine Hautbläschen mit heftigem Pruritus, Kribbeln in den Fingerspitzen.

**Modalitäten:** Nichts Typisches.

**Differentialdiagnostische Hinweise:** Das Mittel ähnelt sehr dem *Sulfur;* die beiden Mittel sind komplementär. *Sulfur* ist weniger irritabel und weniger schmerzüberempfindlich, seine Hauterscheinungen werden schlimmer durch Bettwärme.

### Die Ammoniumsalze

Die Ammoniumsalze haben folgende gemeinsame Eigenschaften: meist korpulenter, aufgeschwemmter Körper, Frostigkeit, mangelnde Vitalreaktionen, Neigung zu Schwächeanfällen, toxische Depotbildung in den Geweben, welche einen verlangsamten Stoffwechsel aufweisen, Disposition zu Bronchitis und Endocarditis.

## 1. Ammonium carbonicum:

Dieses Mittel ähnelt sehr der *Lachesis,* außer daß seine Modalitäten gegensätzlich zur letzteren sind, weshalb sich die beiden Mittel nicht gut vertragen, ja fälschliche Verordnung des einen statt des anderen mitunter erhebliche Verschlimmerungen hervorruft. Die oben genannten gemeinsamen Merkmale der Ammoniumsalze sind sämtlich typisch für Ammonium carb. Im Vordergrund stehen die Herzbeschwerden (Herzklopfen mit Bangigkeit, begleitet von kaltem Schweiß und Atemnot). Dann die Atembeschwerden, vor allem Oppression, chronische Bronchitis mit Neigung zu Emphysem, Husten mit Dyspnoe, schlimmer 3 Uhr und bei Eintreten in warmen Raum; alle Atembeschwerden schlimmer beim Treppensteigen. In zweiter Linie kommen die Magenbeschwerden: Sodbrennen, Übelkeit, Aufstoßen, Schmerzen in der Magengrube, großer Appetit mit rascher Sättigung nach den ersten Bissen, Flatulenz. Weiterhin: Blutende Hämorrhoiden, schlimmer während der Menses und nach Stuhl; besser durch Liegen. Chronischer Schnupfen, Mundtrockenheit. An der Haut finden sich: Jucken und brennende Papeln, Erytheme und Erysipele, Ekzeme in den Gelenkbeugen, am Anus und an den Genitalien; alle diese Erscheinungen vor allem bei älteren Leuten. Ständig müde und abgeschlagen, schleppt sich hin. Neigung zu Cyanose.

**Rheuma:** Besonders ausgesprochene Tendenz zu Rheuma des Fußballens und der Zehengrundgelenke, ferner periostale Schmerzen in der Ferse, schlimmer beim Stehen. Tophi und arthritische Verdickungen an den Fingergelenken. Alle Arten von Rheuma, wenn die Symptome des Mittels vorhanden sind.

**Psyche:** Schlechtes Gedächtnis, Gewitter verursachen Depression und schlechte Laune; Unordentlichkeit; weinerlich; starker emotiver Effekt durch das, was andere Leute sagen.

**Schlimmer:** abends, durch Kälte, feuchte Kälte, feuchte Umschläge, Bäder, Waschungen, 3—4 Uhr, während der Regeln (Diarrhoe).

**Besser:** durch trockenes Wetter, auf dem Magen liegend.

**Differentialdiagnostische Hinweise:**

*Lachesis:* ähnliche Symptome, aber lebhafter, passioniert, während Ammonium carb. phlegmatisch ist. Modalitäten entgegengesetzt, schlimmer durch feuchte Wärme, besser während der Regeln, am Abend.

## 2. Ammonium muriaticum:

Die meisten Symptome der Ammonium-Gruppe sind hier ebenfalls vorhanden, besonders die Neigung zu teigiger Fettsucht, Frostigkeit, Indolenz, Muskelschwäche.

**Andere typische Symptome:** Chronische entzündliche Leberschwellung mit Schmerzen und hartnäckiger Obstipation; Stühle trocken, hart und mit Schleim bedeckt; sie zerbröckeln beim Herauspressen und sind sehr mühevoll zu entleeren. Ganz besonders typisch ist ein e i s i g e s Kältegefühl zwischen den Schulterblättern, ferner Durchfälle während der Menses bei sonst habitueller Verstopfung. Neigung zu Coryza mit Empfindlichkeit der Nase beim Berühren; Krusten in der Nase und Verstopfung derselben. Trockener Husten schlimmer nachts und bei Rückenlage. Bronchitis mit reichlichem, weißlichem Auswurf schlimmer nachmittags. Menses zu früh, dunkel mit Gerinnseln, nachts stärker fließend. Schmerzen in der Nabelgegend während der Menses. Gallertiger Weißfluß wie Eiweiß, gelegentlich auch bräunlich.

**Rheuma:** Typisch ist die Ischias, schlimmer beim Sitzen. Rheumatische Schwellungen und Schmerzen (schießend) in Fingern, Zehen und Fersen, schlimmer während der Menses. Neuralgien in Amputationsstümpfen. Aber auch andere Arthritiden, Coxarthose usw.

**Psyche:** Melancholisch, ängstliche Vorahnungen, Verlangen zu weinen und zu schreien, kann aber nichts herausbringen; sehr emotiv.

**Schlimmer:** morgens (Kopf- und Brustsymptome), nachmittags (Abdominalsymptome), beim Sitzen (Ischias).

**Besser:** durch frische Luft.

**Differentialdiagnostische Hinweise:**

*Ammonium carb.:* ähnlich, hat aber das eisige Gefühl zwischen den Schulterblättern nicht, ferner schlimmer durch Kälte und Feuchtigkeit.

*Graphites:* sehr ähnlich, aber schwache Menses mit Verspätung und kurzdauernd.

*Magnesia mur.:* sehr ähnlich in bezug auf Leberbeschwerden, Verstopfung und Menses; aber lebhafter, unruhiger Bewegungsmensch mit saurer Diathese.

### c) Der Tuberkulinismus

Gewisse chronische, langdauernde Infektionskrankheiten vermögen den menschlichen Organismus dauernd zu verändern, in dem Sinne, daß dieser nach Ablauf der Infektionskrankheit funktionell anders reagiert als vorher. Dies kann sich in allgemeinen Störungen oder eigentlichen Krankheitserscheinungen kundgeben. Aber nicht nur bei einem Individuum, das selbst eine solche Infektionskrankheit durchgemacht hat, können solche Dauerveränderungen auftreten, sondern sie können auch noch bei den Nachkommen des betreffenden Individuums in Erscheinung treten. Diese Erscheinung ist ja auch in der Schulmedizin anerkannt, z. B. für die Tuberkulose als Arthritismus von PONCET und bei der Syphilis als parasyphilitische Erkrankungen wie Tabes oder Heredo-Syphilis. Natürlich ist die Schule bestrebt, auch diese Nachkrankheiten auf die betreffenden Krankheitserreger zurückzuführen, und so sucht man z. B. beim paratuberkulösen Lupus erythematodes, bei der Tabes und bei der Heredo-Syphilis nach dem Tuberkelbazillus bzw. der Syphilisspirochaete. Meistens findet man aber keine, gelegentlich ganz vereinzelte, was die Schulmediziner dann zur Behauptung verleitet, auch Lupus erythematodes, Rheumatismus von PONCET, Tabes und Heredo-Syphilis würden durch die betreffenden Krankheitserreger hervorgerufen. Die Beobachtung nach den Grundsätzen der Homöopathie aber lehrt uns, daß die obengenannten Nachkrankheiten auf ganz andere Weise zustande kommen müssen, nämlich dadurch, daß einerseits die während vieler Jahre im Körper durch die Krankheitserreger produzierten Toxine gewisse Organe dauernd geschädigt haben und daß es andererseits entweder zu anergischen oder zu allergischen Zuständen gekommen ist. Die Organe, welche am meisten auf diese Toxine ansprechen, sind die Nebenniere, die Hypophyse und die Leber. Es kommt dort zu funktionellen Abweichungen und zu Insuffizienzen, die ihrerseits wieder gefolgt werden von der Entstehung giftiger Produkte im intermediären Stoffwechsel, mit der weiteren Folge von Entzündung und Quellungsbereitschaft gewisser Organe (periarticuläres Gewebe usw.). Später treten dann degenerative Erscheinungen auf (z. B. im Knorpel) und schließlich mehr und mehr anomale Reaktionen der verschiedensten Körpergewebe, wie Haut, glatte Muskulatur, Kapillarsystem usw., wodurch dann die bereits angedeuteten anergischen oder allergischen Reaktionen ausgelöst werden.

Soweit uns Homöopathen unsere Erfahrungen lehren, kann grundsätzlich jede Infektionskrankheit zu derartigen Zuständen führen. Sind diese einmal aufgetreten, so bleiben sie in der Regel bestehen, ja noch mehr: sie verschlimmern sich mit den Jahren auch dann, wenn die ursprüngliche Infektion, die zu diesen Zuständen geführt hat, bakteriell schon lange völlig ausgeheilt ist. Selbst in der nächstfolgenden oder in der übernächsten Generation können solche Zustände, die eben auf im Keimplasma verankerten Fehlleistungen beruhen, erneut auftreten und zu den verschiedensten Krankheitserscheinungen Anlaß geben. Jeder Homöopath kennt Fälle, wo derartige Zustände nach Keuchhusten, Masern, Scharlach, Diphtherie usw. aufgetreten sind und die betreffenden Patienten fast während ihres ganzen Lebens gequält haben. Die Erfahrung zeigt auch, daß solche Zustände insbesondere dann auftreten, wenn eine Krankheit nicht programmgemäß abgelaufen ist, d. h. wenn z. B. bei Scharlach oder Masern das Erythem nicht richtig zum Ausbruch gekommen ist. So habe ich schon manchen Fall von Asthma, Gelenkrheumatismus usw. durch eine einzige Dosis von *Morbillinum, Scarlatinum* oder *Diphtherotoxinum* geheilt, wenn ich anamnestisch herausbringen konnte, daß die betreffenden Krankheiten nach atypischem Verlauf einer solchen Infektionskrankheit aufgetreten waren. Ex juvantibus werden wir dann darüber belehrt, ob unsere Annahme richtig war oder nicht. Nebenbei bemerkt werfen die obengenannten schweren Folgeerscheinungen nach atypisch verlaufenen Infektionskrankheiten ein merkwürdiges Licht auf die heute übliche Unterdrükkungstherapie der Infektionen mit den Antibioticis, deren Wirkung ja nur darin besteht, diese Infektionskrankheiten abortiv abzuwürgen.

Die Beobachtungen eines aufmerksamen Arztes sprechen aber dafür, daß jeder Mensch entsprechend seiner besonderen Organisation und seiner Heredität gewisse Infektionskrankheiten, also etwa Masern, Scharlach, Keuchhusten usw., durchmachen muß, d. h. daß das programmgemäße Ablaufen dieser Infektionskrankheiten für ihn eine absolute Notwendigkeit ist, welche dazu dient, Mängel in der Abwehr und latente funktionelle Störungen auszumerzen. Erfolgt dies nicht, weil solche Infektionskrankheiten künstlich vermieden oder in ihrem Ablauf gestört werden, so fehlt später dem betreffenden Individuum etwas, was die Natur in ihrer Weisheit ganz von sich aus beizeiten in Ordnung gebracht hätte. Ja noch mehr, es können infolge des willkürlichen Eingreifens von seiten eines kurzsichtigen Arztes neue Schäden gesetzt werden, welche die guten Absichten der Natur nicht nur illusorisch machen, sondern die Zukunft des betreffenden Individuums noch weiter belasten.

Dies alles ist durch zahlreiche Einzelbeobachtungen hinreichend bewiesen, so daß ich mich hier mit diesen kurzen Hinweisen begnügen kann.

Eine dieser Nachkrankheiten ist nun also der Tuberkulinimus. Er entsteht durch langdauernde Einwirkung des Tuberkulins auf die innersekretorischen Drüsen und andere Organe (besonders die Leber) und führt allmählich zu einer erheblichen Umstellung des Organismus, zu Veränderungen der osmotischen Verhältnisse, zu Gleichgewichtsstörungen zwischen den innersekretorischen Drüsen, zu einem Absinken der Entgiftungsreaktionen in der Leber, mit der weiteren Folge, daß schließlich in Gelenken, Muskeln und Nerven toxisch-entzündliche Schwellungen auftreten können, welche wir summarisch als Rheumatismus bezeichnen.

Ähnliche Störungen können aber auch an anderen Organen hervorgebracht werden, vor allem an den serösen Häuten, so daß man zu Recht von einer rheumatischen Pleuritis und Peritonitis sprechen kann. Auch auf der Haut können solche Reaktionen auftreten, in Form der verschiedensten Ausschläge, welche meistens papulös und nässend sind. Für den Homöopathen ist es ebenso selbstverständlich, daß es auch eine rheumatische Gastritis, eine rheumatische Hepatitis, Colitis, einen rheumatischen Schnupfen und eine rheumatische Leukorrhoe gibt. Allerdings bezeichnet die Schulmedinzin diese Affektionen mit anderen Namen, wiel sie deren eigentliche Genese mit ihren materiellen Methoden nicht erforschen kann.

Die Bekämpfung des Tuberkulinismus geschieht vermittels der Tuberkuline in Hochpotenzen. Naturgemäß gibt es aber sehr verschiedene Formen des Tuberkulinismus, von denen jede durch ihre ganz bestimmte Symptomatologie ausgezeichnet ist. Der Homöopath muß lernen, diese Formen von einander zu unterscheiden, damit er jeweils das am meisten homöopathische Tuberkulin ausfindig machen und anwenden kann.

## 1. Tuberculinum Koch oder T. K.:

Der Ausgangspunkt zu dieser Nosode ist das Alt-Tuberkulin welches sowohl die Exo- als auch die Endotoxine des Tuberkelbazillus enthält. Die Zubereitungsart ist die gleiche wie bei allen anderen homöopathischen Mitteln.

**Allgemeine Symptome:** Eine Trias von Leitsymptomen ist hier besonders wichtig, nämlich: ständiger Wechsel der Symptome, ungenügende Wirkung homöopathisch korrekt ausgewählter Medikamente und drittens außerordentliche Anfälligkeit gegen Erkältungen. Eine zweite Trias von Leitsymptomen ist: Angst vor Tieren, besonders vor Hunden, Pferden und Kühen, Verlangen nach geräuchertem Fleisch und Verschlimmerung aller Symptome bei Wetterwechsel.

Des weiteren finden sich Müdigkeit und Abgeschlagenheit, Abneigung gegen die gewohnte Arbeit wegen Mangel an Leistungsfähigkeit. Verlangen nach ständigem Wechsel der Beschäftigung, nach Reisen und nach Wechsel der Gesellschaft. In der Regel besteht auch ein übermäßiges sexuelles Verlangen bei großer Flatterhaftigkeit und gleichzeitiger Schwäche der geschlechtlichen Funktionen.

Ferner Neigung zu Abmagerung, besonders im mittleren und vorgerückteren Alter. Bei Kindern findet man chronische oder periodische Diarrhoe, vergrößerte Mandeln und Nervosität oder Zurückbleiben in der geistigen Entwicklung bei großer Erkältlichkeit.

**Rheumatische Symptome:** Rheumatische Schwellungen und Schmerzen in allen Gelenken und Sehnenscheiden, aber weniger in den Muskeln. Neuralgien und Neuritiden, rheumatische Entzündungen der serösen Häute, rheumatische Gastritiden und Leberstörungen.

**Psyche:** Gegensätzliche Symptome kommen abwechselnd vor, also z. B. Euphorie im Wechsel mit Melancholie. Ferner Reizbarkeit (besonders nach dem Erwachen); die bereits genannte Angst vor Tieren; eine Tendenz, heftige Ausdrücke zu gebrauchen, zu fluchen und zu schwören, dazu eine große psychische Labilität und ständiges Verlangen nach Wechsel.

**Schlimmer:** durch körperliche Anstrengungen, durch Musik, welche den Patienten zum Weinen bringt, bei Wetterwechsel, beim Stehen, durch Feuchtigkeit, insbesondere feucht-warmes Wetter, ferner durch Zugluft, am frühen Morgen und nach Schlaf, im warmen Zimmer.

**Besser:** bei warmem trockenem Wetter und in frischer Luft.

## 2. T. R. (Tuberculinum Residuum):

Der Ausgangspunkt dieses Mittels sind triturierte, getrocknete Tuberkelbazillen in Emulsion. Geprüft ist von allen Tuberkulinen aber nur das *Tuberculinum Koch*, während wir uns für die Auswahl der anderen Tuberkuline lediglich auf klinische Beobachtungen verlassen müssen. Wir verfügen jedoch in dieser Beziehung über ziemlich ausgedehnte Beobachtungen von HERING, BURNETT, SPENGLER, SWANN, dann vor allem von NEBEL (der aber sehr wenig publiziert hat) und schließlich von L. VANNIER, der die NEBELschen Ansichten übernommen und in mehreren Publikationen den homöopathischen Ärzten zugänglich gemacht hat.

Das T. R. hat mehr Neigung zur Anergie als zur Allergie, ferner mehr Neigung zu Schrumpfungen und Versteifungen als zu Entzündungen. Proliferative Prozesse sind ebenfalls typisch. Infolgedessen verwenden wir dieses Tuberkulin speziell dann, wenn Neigung zu fibrösen Verwachsungen besteht, besonders im Bereich der Gelenke und Sehnenansätze.

**Schlimmer:** bei Ruhe.

**Besser:** bei Bewegung, also ähnlich in dieser Hinsicht wie *Rhus Tox.* Temperatur und Feuchtigkeit haben hingegen nur einen geringen Einfluß auf diese Patienten, weshalb die Indifferenz gegen die letzteren Faktoren die Unterscheidung gegen *Rhus Tox.* ermöglicht.

Der Patient ist gewöhnlich bleich oder grau, hat bläuliche Lippen mit vertikalen Schrunden. Die Urinausscheidung ist schlecht, weswegen auch die rheumatischen Toxine nur mangelhaft ausgeschieden werden. Akne an Rücken und Schultern ist außerordentlich häufig. Das T. R. hat einen ganz besonders deutlichen Einfluß bei Schrumpfung der Palmar-Aponeurose, hier besonders in Verbindung mit *Barium carb.* oder *Causticum,* sofern die Symptome den letzteren Mitteln entsprechen. Komplementäre Mittel zu T. R. sind *Natrium sulf.* und *Sulfur jod.* Drainage-Mittel, welche NEBEL immer gab, sind: *Pulsatilla, Nux vomica, Solidago, Berberis, Bryonia* oder *Ferrum phos.* je nach der Symptomatologie des Patienten.

### 3. Denys:

Dieses Tuberkulin wurde von dem Arzt DENYS in Löwen hergestellt aus einer Kultur von Tuberkelbazillen auf peptonisiertem Ochsenfleisch. „Denys" ist das hiervon erhaltene Filtrat.

Denys entspricht dem hydrogenoiden Tuberkuliniker, d. h. dem Typus des gesunden, überreichlich ernährten Menschen aus wohlhabendem Milieu. Er hat eine starke Neigung zu Schleimhautreaktionen, die brüsk und heftig auftreten (Schnupfen, Kopfschmerzen, Gastritis).

Wenn solche Schwellungen im Bereich der Gelenke auftreten, greifen sie in das Gebiet des Rheumatismus über.

**Schlimmer:** durch Anstrengungen, besonders körperliche.

**Besser:** durch Ruhe.

### 4. Marmorek:

Marmorek ist ein über die Pferde-Passage gewonnenes Tuberkulin und dem Habitus nach das Gegenteil von *Denys.* Es handelt sich um einen mageren, frostigen Tuberkuliniker ohne Appetit, der fast stets verstopft ist. Er ist dazu nervös und neurasthenisch, ferner hat er eine trockene Haut. Ist er Rheumatiker, so handelt es sich meistens um einen erratischen Rheumatismus, der bald in diesen, bald in jenen Gelenken auftritt mit Neigung zu Kontrakturen.

### 5. Spenglers Immunkörper:

Der Immunkörper SPENGLERS wird aus dem Blut von tuberkulös infizierten Kaninchen gewonnen.

Sein kennzeichnendes Leitsymptom ist Temperaturerhöhung vor den Menses bei müdem und bleichem Aussehen. Er ist daher vor allem bei jungen Frauen indiziert. Sein Rheumatismus ist subakut, flüchtig und erratisch.

### 6. Tuberculinum bovinum:

Tuberculinum bovinum wurde von Kent eingeführt und wird aus Lymphdrüsen tuberkulöser Rinder gewonnen.

Es wirkt besonders gut bei hereditär belasteten, müden Patienten mit Neigung zu Katarrhen und Erkältungen, welche disponiert sind zu Depression. Abneigung gegen geistige Arbeit. Typisch ist die Unruhe. Der Patient muß immer den Ort wechseln und Reisen machen. Auch wechselt er oft von einem Beruf zum anderen hinüber. Wir haben ebenfalls einen ständigen Wechsel der Symptome. Die obigen Leitsymptome sind eine starke Indikation für Tuberculinum bovinum (Differentialdiagnose gegen *Mercurius vivus* und *Calcarea phos.*). Meist findet man vergrößerte Inguinaldrüsen, schwache Potenz, einen schlaffen Hodensack, zu frühe und zu starke Menses oder Amenorrhoe, häufig auch Dysmenorrhoe. Dazu kommen lang anhaltende Durchfälle, insbesondere bei Kindern. Typisch sind auch die Periodizität und die Neigung zum Schwitzen.

**Schlimmer:** Feucht-warmes Wetter. Feucht-kaltes Wetter und ganz besonders Witterungswechsel. Überanstrengungen und warmes Zimmer, ferner im Stehen.

**Besser:** bei Bewegung.

Bei Tuberkulose, insbesondere bei florider, muß man mit der Verabreichung der Tuberkuline vorsichtig sein. Die Behandlung soll in der Regel nicht mit Tuberkulin eingeleitet werden, sondern, wenn ein Tuberkulin auf Grund der oben angegebenen Symptome angezeigt ist, soll man zuerst drainieren. Es scheint, daß die Tuberkuline eine Mobilisierung der in den Zellen verankerten Toxine bewirken. Diese Toxine gelangen dann ins Blut und können sehr unangenehme akute Krankheitserscheinungen hervorrufen, wenn die Ausscheidung nicht sofort erfolgt. Es ist daher empfehlenswert, zunächst die Emunctoria in guten Zustand zu versetzen durch Kanalisatoren (Nebel). Als solche eignen sich je nach den Symptomen des Patienten *Pulsatilla, Bryonia, Ferrum phos., Solidago, Berberis, Belladonna* sowie eventuell auch andere homöopathisch angezeigte Mittel aus dem Pflanzenreich.

## Die Differentialdiagnose der Tuberkuline

Sie stützt sich auf die obengenannten Symptome, welche aber eine Mischung aus Prüfungen und aus klinischen Beobachtungen darstellen. Eine weitere Indikation geben ab: Tuberkulose in der Ascendenz, ferner ausgeheilte Tuberkulose bei dem betreffenden Kranken selbst. Es ist merkwürdig, daß die rheumatischen Erscheinungen sowie auch alle anderen Krankheiten auf tuberkulinischer Basis meist erst dann auftreten, wenn die Tuberkulose längere Zeit abgeheilt ist. Wird sie wieder florid, so verschwinden die tuberkulinischen Krankheitserscheinungen in der Regel.

Es gibt eine ganze Anzahl Mittel, welche auf Tuberkulinismus hinweisen. Ist also ein solches Mittel durch seine Symptomatologie angezeigt, so ist ein Tuberkulinismus von vornherein wahrscheinlich. Man wird in diesen Fällen sofort nach den Merkmalen des Tuberkulinismus forschen und beim Vorhandensein auch nur geringer Anzeichen das am meisten homöopathische Tuberkulin verabreichen. Solche Mittel sind *Apis, Pulsatilla, Bryonia, Rhus Tox.* und *Ferrum phos.* Ferner von den Antipsoricis: *Phosphorus, Arsenicum, Kalium carb., Sepia, Natrium mur., Jodum, Calcarea phos.* und *Silicea.*

**Dosierung:** Die Tuberkuline wirken nur, wenn sie in höheren Potenzen gegeben werden. Gibt man Korsakoffsche Potenzen, dann beginne man mindestens mit C 200. Verabreicht man hingegen LM-Potenzen, so beginne man mit der 6. oder 12. LM oder noch höher. Diese Potenzen werden nach den üblichen Regeln verabreicht.

### *d) Die Metalle*

HAHNEMANN hat die Metalle zum größten Teil in die antipsorische Gruppe eingereiht. Einige hingegen, welche zweifelsfreie Beziehungen zu der syphilitischen Diathese aufweisen, verwies er in die antisyphilitische Gruppe. Es scheint mir aber gerechtfertigt, die Metalle, soweit sie nicht ganz sichere Beziehungen zu den bereits von HAHNEMANN entdeckten Diathesen haben, einer Sondergruppe zuzuweisen, und zwar aus folgenden Gründen. HAHNEMANN hat das unsterbliche Verdienst, erkannt zu haben, daß alle chronischen Krankheiten ausnahmslos auf vitalen Gleichgewichtsstörungen des erkrankten Individuums beruhen, d. h. daß sie keine äußere Ursache haben, sondern im Kranken selber liegen, also meistens schon in seinem Keimplasma verankert sind. Auch hat er festgestellt, daß verschiedene Gruppen solcher Störungen bestehen, und zwar mindestens drei: die Psora, die Sykosis und die Syphilis. Ferner hat er bereits fast alle Mittel entdeckt, die geeignet sind, diese Grundstörungen therapeutisch anzugehen; ja er ist sogar so weit gekommen, die einzelnen Mittel den entsprechenden Gruppen grundsätzlich richtig zuzuteilen. Das Verdienst, das sich HAHNEMANN dadurch erworben hat, ist ganz außerordentlich und stellt ihn an die Spitze aller Ärzte, die bisher gelebt haben. Dies möchte ich hier nochmals ausdrücklich bekräftigen.

In Einzelheiten freilich kann ich ihm nicht restlos folgen. So in bezug auf seine Annahme, daß die Psora durch die Krätze verursacht sei. HAHNEMANN ist offenbar infolge der außerordentlich großen Verbreitung der Krätze zu seiner Zeit auf diese Idee gekommen, aber seine Annahme läßt sich nicht beweisen, ja sie erscheint mir unwahrscheinlich. Viel wahrscheinlicher erscheint mir, daß die Psora ihre Entstehung gewissen Mutationserscheinungen verdankt, d. h. daß es sich hier, wie ich schon früher gesagt habe, um Störungen der Assimilation handelt, welche die einzelnen Elemente betreffen, aus denen der Organismus aufgebaut ist. Diese Annahme wird gestützt durch die Tatsache, daß fast alle antipsorischen Medikamente Mineralsalze sind, d. h. Bausteine unseres Körpers. Nur zwei Substanzen pflanzlicher Herkunft hat HAHNEMANN ebenfalls den antipsorischen Arzneien zugeteilt, nämlich *Conium* und *Lycopodium*, ferner einige Metalle. Es ist aber fraglich, ja eher unwahrscheinlich, daß *Conium* und *Lycopodium* tatsächlich echte Antipsorica sind. Was die Metalle anbetrifft, so möchte ich dies ebenfalls bezweifeln, denn diese haben eine durchaus andere Funktion in unserem Organismus als die Mineralien. Die Mineralien sind Bausteine, die Metalle hingegen wirken als Katalysatoren.

Selbstverständlich kann die Assimilation gewisser Metalle ebenso gestört sein wie diejenige der Mineralien. Aber die daraus resultierenden Folgen sind ganz andere, weil in diesem Fall nicht wie bei der Psora die Störungen der Ionengleichgewichte zu den Krankheitserscheinungen führen, sondern die Störungen der katalytischen Prozesse. Aus diesem Grunde halte ich es für gerechtfertigt und zweckmäßig, die Metalle einer **Sondergruppe** zuzuteilen, die man etwa als **hereditär bedingte Störungen der Katalyse** bezeichnen könnte. Die Störung kommt dadurch zustande, daß gewisse Metalle nicht normal assimiliert werden können mit der Folge einer Verminderung oder eines Ausfalls der von dem betreffenden Metall abhängigen katalytischen Prozesse. Durch Verabreichung des betreffenden Metalls in Hochpotenz wird natürlich keineswegs etwa das fehlende Metall ersetzt, sondern der Körper wird dadurch biologisch instand gesetzt, letzteres nunmehr aus der Nahrung aufzunehmen und regelrecht zu assimilieren. Dadurch wird dann die katalytische Störung beseitigt. Zahlreiche Beobachtungen im Laufe von 15 Jahren haben mich zu dieser Annahme geführt. Zur Zeit ist allerdings die Wissenschaft noch nicht in der Lage, diese äußerst feinen Vorgänge exakt zu untersuchen, und es wird noch geraume Zeit dauern, bis sie in dieser Frage ein entscheidendes Wort wird sprechen können. In die nun folgende Rubrik habe ich allerdings nur Metalle aufgenommen, die keinerlei Beziehungen zu den bereits von HAHNEMANN entdeckten konstitutionellen Krankheitsgruppen haben. Bei Metallen, wo solche Beziehungen eindeutig vorhanden sind, habe ich die Hahnemannsche Zuteilung beibehalten.

## 1. Argentum metallicum:

Argentum met. spielt als Katalysator eine spezielle Rolle für die Knorpelbildung. Ich habe in mehreren Fällen von Arthrosen mit deutlich beginnendem Knorpelschwund der Gelenkpfannen diesen Knorpelschwund durch Argentum met. zum Stillstand bringen können, so daß nach der Ausheilung der Arthrose, was ja stets längere Zeit erfordert, der Knorpel noch intakt und das Gelenk infolgedessen seiner normalen Funktion wieder gewachsen war. Selbstverständlich wirkt auch dieses Mittel nur dann hinreichend energisch, wenn der betreffende Patient zum mindesten einige wichtige Symptome desselben Mittels aufweist. Es bei arthrotischer Knorpeldegeneration schematisch zu geben, ist hingegen wenig aussichtsreich.

**Leitsymptome:** Das Hauptorgan, welches bei Argentum met. Symptome aufweist, ist der Kehlkopf. Wir finden Neigung zu Heiserkeit, insbesondere nach Singen und längerem Sprechen, oft auch totale

Aphonie, die periodisch auftritt bei dem geringsten Anlaß. Kehle und Larynx erscheinen dem Patienten wie wund und rauh, besonders beim Schlucken und Husten. Lachen reizt zu Husten. Auswurf wie gekochte Stärke. Patient fühlt sich schwach auf der Brust und hat oft das Gefühl von einem empfindlichen rauhen Bezirk in der Trachealgabelung, was ihn besonders plagt bei Gebrauch der Stimme. Es finden sich sehr häufig Samenergüsse ohne sexuelle Erregung; bei den Frauen übelriechende, reizende Leukorrhoe, ferner aufgelockerte und erodierte Cervix.

**Rheumatisch:** Peinigendes Rückenweh, besonders beim Aufrichten, so daß der Kranke gebeugt gehen muß, dabei oft gleichzeitig Beengung in der Brust. Dieses Rückenweh scheint auf eine Störung im knorpeligen Bandscheiben-Apparat hinzuweisen, was ja ganz typisch für Argentum met. wäre. Des weiteren finden sich rheumatische Erscheinungen der verschiedensten Gelenke, besonders der Ellbogen- und Kniegelenke, ferner der Fußgelenke. Typisch ist auch eine große Schwäche in den Beinen.

**Psychische Symptome:** Eiliges Benehmen, glaubt zu allen seinen Verrichtungen zu wenig Zeit zu haben. Ferner Neigung zu Melancholie. Reizbar.

**Somatisch:** Eher groß, mager.

**Schlimmer:** beim Wagenfahren, durch Berührung und Druck, beim Sprechen und Singen.

**Besser:** in frischer Luft.

**Differentialdiagnostische Hinweise:**

*Arsenicum* (s. S. 68)
*Causticum* (s. S. 90)

## 2. Cobalt:

Das typische Merkmal von Cobalt sind die Schmerzen in der Wirbelsäule (und zwar hauptsächlich in der Brustwirbelsäule), welche beim Sitzen auftreten oder sich beim Sitzen stark verschlimmern. Ferner bestehen auch Schmerzen in der Gegend der Iliosacralgelenke und im Sacrum selbst, sowie solche in den Handgelenken.

**Psychisch** besteht meistens eine gewisse Neurasthenie. Samenergüsse ohne Rutensteifigkeit; geringe Potenz oder Impotenz. Ferner eine außerordentliche Empfindlichkeit gegen psychische Einflüsse, sowie ein ausgesprochener Launenwechsel und Wechsel im geistigen Befinden.

Ein typisches **Leitsymptom** sind Schmerzen in der Lebergegend mit Ausstrahlungen in die Oberschenkel.

Typische **Modalitäten** sind nicht bekannt, außer Verschlimmerung beim Sitzen.

### 3. Platina:

**Leitsymptome:** Taubheit der Glieder, begleitet von Kopfweh. Die Objekte erscheinen kleiner, als sie in Wirklichkeit sind. Verstopfung beim Reisen. Gefühl von Zusammenschnürung in den Extremitäten, besonders in den Oberschenkeln, begleitet von Taubheit. Bei Frauen starke, zu frühe und sehr dunkle Menses mit Spasmen und Gefühl von herabsinkender Gebärmutter, begleitet von stark erhöhter Libido. Pruritus vulvae. Bei Platina-Frauen steht überhaupt die sexuelle Sphäre sehr im Vordergrund, beim Mann bedeutend weniger. Beim Mann ist noch folgendes Symptom sehr typisch: Frösteln beim Wasserlassen.

**Rheumatische Symptome:** Es besteht eine besondere Affinität für die Hüftgelenke, besonders das linke. Die übrigen rheumatischen Symptome haben nichts Charakteristisches.

**Psyche:** Stolz und überheblich, arrogant. Gebieterischer Drang zu töten. Exaltation. Wechsel zwischen psychischen und körperlichen Symptomen in dem Sinne, daß beim Stärkerwerden der psychischen Störungen die körperlichen sich abschwächen oder verschwinden und umgekehrt.

**Schlimmer:** beim Sitzen und Stehen. Am Abend.

**Differentialdiagnostisch** kommen in Frage: *Palladium, Lilium tigrinum, Ignatia, Moschus* und *Actaea racemosa.*

### 4. Palladium:

**Leitsymptome:** Schmerzen und Schwellung im rechten Eierstock. Gefühl des Herabsinkens der Gebärmutter.

**Rheumatische Symptome:** Schmerzen in der Lendenwirbelsäule und im Rücken. Neuralgische Schmerzen in allen Extremitäten. Rheumatische Schmerzen und Schwellungen in der rechten Schulter und rechten Hüfte. Ferner Ischias. Deutliche Rechtslateralität.

**Psychische Symptome:** Außerordentliches Verlangen nach Anerkennung, wünscht besonders in Gesellschaft glänzend aufzutreten und fühlt sich nach einem gesellschaftlichen Anlaß erschöpft und müde, wobei der Patient ständig das Gefühl hat, nicht gut genug abgeschnitten zu haben. Dabei stolz und außerordentlich empfindlich, insbesondere sehr leicht beleidigt.

**Schlimmer:** nach gesellschaftlichen Anlässen, insbesondere wenn der Patient das Gefühl hat, nicht hinreichend gewürdigt worden zu sein.

### 5. Strontium:

Strontium ist ein ziemlich wichtiges Mittel bei rheumatischen Erkrankungen, hat aber keine typischen psychischen Symptome.

**Rheumatische Erscheinungen:** Ischias begleitet von Ödemen der Fußgelenke. Knochenschmerzen, die im Knochenmark lokalisiert erscheinen. Rheumatische Schmerzen in allen Gelenken, insbesondere in der rechten Schulter, begleitet von Schwellung der Venen des Handrückens.

**Schlimmer:** beim Wetterwechsel, in Ruhe, beim Beginn der Bewegung und bei Kälte.

**Besser:** durch heiße Teilbäder.

## 6. Tellurium:

Tellurium ist ebenfalls ein wichtiges Mittel bei Rheumatismus, doch auch dieses weist wenig psychische Symptome auf.

**Leitsymptome:** Ekzem hinter dem Ohr. Neigung zu Mittelohrentzündungen mit Absonderung eines reizenden Sekretes, das oft einen Fischgeruch hat. Ferner Beißen und Jucken im Gehörgang, der häufig ödematös geschwollen ist. Schnupfen mit Tränenfluß und Heiserkeit, durch Aufenthalt in frischer Luft gebessert. Verlangen nach Äpfeln. Sodbrennen. Afterjucken.

**Rheumatische Erscheinungen:** Sie betreffen vor allem die Halswirbel und die obere Brustwirbelsäule, ferner das Sacrum, die Hüftgelenke (Coxarthrose) sowie die Beugesehnen des Kniegelenks, die eine Neigung zur Kontraktur aufweisen.

**Schlimmer:** in Ruhe, insbesondere während der Nachtruhe, durch kaltes Wetter, durch Massage, beim Liegen auf der schmerzhaften Seite und bei Berührung.

## 7. Cuprum:

Es ist kein eigentliches Rheumamittel, kann aber speziell in Frage kommen, wenn Leberstörungen vorliegen, die begleitet sind von einem metallischen Geschmack im Munde mit Salivation, ferner von Krämpfen in der Wadenmuskulatur, die insbesondere nachts stark in Erscheinung treten. Spasmen in allen möglichen Körperteilen (funktionelle Angina pectoris, Darmspasmen und Darmkoliken). Typisch ist eine Neigung zum Blauwerden des Gesichtes und der Lippen, insbesondere dann, wenn spastische Anfälle auftreten. Starkes Verlangen nach kalten Getränken. Langsamer Puls. Chronische Hauteruptionen.

**Schlimmer:** vor den Regeln, durch Berührung, nach vertriebenen Hauteruptionen.

**Besser:** während und nach Schweißen, durch kalte Getränke.

## 8. Manganum aceticum:

Dies ist ein ziemlich wichtiges Mittel bei Rheuma, insbesondere dann, wenn die Knochen circumscripte Druckschmerzhaftigkeit aufweisen.

**Rheumatische Symptome:** Entzündung der Knochen (besonders subperiostal) und Gelenke mit nächtlichen bohrenden Schmerzen. Muskelsteifigkeit in den unteren Extremitäten. Muskelzwitschern. Der ganze Körper ist äußerst druckempfindlich und schmerzt überall, wo er gedrückt oder angestoßen wurde, wie zerschlagen. Taubheit der Unterglieder. Der Mangan-Rheumatismus bevorzugt Knie, Fußgelenke, Fußwurzel und ist meist begleitet von starker Druckempfindlichkeit gewisser Knochen.

**Psyche:** Ängstlichkeit, besser beim Liegen, Wortkargheit und Zurückziehen auf sich selbst. Nachträgerisch. Fröhliche Musik hat keinen Einfluß auf den Patienten, aber traurige Musik stimmt ihn sehr melancholisch.

**Übrige Leitsymptome:** Wadenkrämpfe, chronische Katarrhe mit viel Schleim, besonders in Nase, Larynx und Trachea. Schleim schwer auszuwerfen. Hitze in der Brust, Blutwallungen zum Kopfe, chronische Heiserkeit und Husten, besser beim Liegen. Hautjucken, Psoriasis.

**Schlimmer:** feuchtkaltes Wetter, Wetterwechsel.

**Besser:** beim Liegen.

Dies wären die wichtigsten Metalle, welche uns bei der Bekämpfung der rheumatischen Erkrankungen dienlich sein können. Es fehlt hier *Aurum*, das bei der syphilitischen Diathese (s. S. 122) besprochen wird, wo es zweifellos hingehört.

### e) *Die sykotischen Formen des Rheumatismus und die wichtigsten hier in Betracht kommenden Mittel mit ihren wahlanzeigenden Symptomen*

Unter Sykose versteht man eine Diathese, welche durch länger dauernde Einwirkung der gonorrhoischen Toxine auf den Körper entsteht, indem offenbar diese Gifte Dauerveränderungen der Vitalreaktionen zu erzeugen vermögen. Dieselben Erscheinungen können auch entstehen, wenn eine Gonorrhoe nicht programmäßig abläuft, sondern mit bactericiden äußeren Mitteln unterdrückt wird. Durch die Vernichtung des Bazillus allein wird bloß die materielle Auslösungsursache der Gonorrhoe beseitigt, nicht aber die Parallelerscheinungen der Krankheit in den höheren Organisationen (Vitalsphäre), welche sofort mit der Gonokokken-Infektion beginnen und unabhängig vom Infekt weiterschreiten können. Dieselbe Nachkrankheit kann auch auftreten in der Descendenz, wenn ein Vorfahre an Sykose gelitten hat, so daß dann diese Diathese also hereditär auftritt. Sie kommt auch vor bei Frauen, die weder selbst eine Gonorrhoe gehabt haben noch hereditär belastet sind, die aber mit einem sykotischen Mann verheiratet sind. Durch körperlichen und geistigen Kontakt entwickelt sich dann eben diese hier besonders in den höheren Organisationen sitzende Krankheit, die, ohne je einmal eine bakterielle Grundlage gehabt zu haben, zu metabolischen und psychischen Störungen, z. B. zu Anämie, Allergien, Überempfindlichkeitsreaktionen, Ovarialcysten, Warzen, Verdauungsstörungen usw. führen kann. Wir können im Rahmen dieser Arbeit die Sykose nur kurz streifen; wer sie ausführlicher studieren will, sei auf die unten angegebenen Werke*) verwiesen.

#### Allgemeiner Charakter der Sykose

Typisch für den sykotisch erkrankten Menschen ist, daß er sich nicht mehr mit Fieber verteidigt, welches die energischste und erfolgversprechendste Verteidigungsmaßnahme des lebenden Organismus darstellt. Die Verteidigungsmaßnahmen des Sykotikers sind mehr schleichend, es treten keine eigentlichen Entzündungen mehr auf, sondern mehr degenerative Prozesse, die oft mit Exsudationen gallertiger Art kombiniert sind. Solche Prozesse können sich auf den Schleimhäuten des Nasenrachenraums, im Magen, in den Ovarien, in der Gebärmutter und Scheide und wahrscheinlich in allen Organen abspielen.

---

*) HAHNEMANN, S.: Die Chronischen Krankheiten, ihre eigenthümliche Natur und homöopathische Heilung. Faksimileausgabe. Ulm-Donau. Karl F. Haug-Verlag. BERNARD, Henri: La reticulo-endothéliose chronique ou sycose. Angoulême. Edition Coquemard.

Äußerlich ist der sykotische Typ charakterisiert durch eine bleiche, fahle Gesichtsfarbe mit oft ins Grünliche übergehenden Streiflichtern. Die Haut ist verdickt, infiltriert, fettigglänzend, besonders in den Nasenfalten und zwischen den Augenbrauen, wo sich oft seborrhoische Erscheinungen zeigen, d. h. ein Belag von kleinen Krumen von Hauttalg. Die Poren sind dilatiert und sehen oft wie kleine Löcher aus; es bestehen Comedonen und kleine Cysten. Die cystische Degeneration ist überhaupt charakteristisch für die Sykose Wir finden sie in allen möglichen Organen, besonders aber in den Eierstöcken, die ganz besonders anfällig für die Sykose sind. Es finden sich auch leichte Ödeme der Haut, die sog. **Orangenhaut,** ein Symptom, das besonders beim Kneifen deutlich wird. Diese letztere Erscheinung kommt aber auch beim Tuberkuliniker vor, ferner beim Sulfur-Patienten, und muß mit Hilfe der übrigen Symptome differentialdiagnostisch klassifiziert werden.

Die Lider sind bleich, die Lippen oft lilafarbig mit einem horizontalverlaufenden Milchstreifen. Es besteht oft eine Infiltration der Lider und Wangen. Die Wimpern sind spärlich (reichlich beim Tuberkulinismus). Oft bestehen Striae der Haut, besonders an Schenkeln, Bauch und Hüften; ferner rote Naevi sowie blumenkohlartige oder gestielte Warzen. Schwitzen in der Inguinalgegend. Periarticuläre Ödeme, besonders der Knie- und Fußgelenke, sind ebenfalls häufig.

Die Empfindungen: Der Sykotische empfindet den geringsten Druck als unangenehm schmerzhaft, wobei besonders das Oberarmperiost, die Deltoideusgegend (vor allem die Insertion dieses Muskels), die vordere Innenfläche der Tibiae und die Oberschenkel von dieser Erscheinung befallen sind. Es besteht eine Cellulitis, ganz besonders an den Ober- und Unterschenkeln.

Die Nägel sind deformiert, gestreift, brüchig, abschilfernd, und das Nagelbett ist häufig entzündet.

Die Schweiße sind fettig und dickflüssig, sie haben einen faden Geruch und sind besonders lokalisiert an der Stirn, im Gesicht, an den Gelenkbeugen und den Hautfalten. Der Sykotiker hat die Merkwürdigkeit, daß er ganz besonders an den unbedeckten Körperteilen schwitzt.

Als Allgemeinstörungen bestehen allgemeine Müdigkeit und Unlust zur Arbeit.

Typisch für den Sykotiker ist die Wetterempfindlichkeit. Er ist geradezu ein Barometer, das auf Feuchtigkeit und feuchte Kälte mit Krankheitserscheinungen reagiert, so z. B. mit Migräne, mit Steifigkeit des Nackens, Schmerzen in den Kiefern und Gewichtsschwankungen. Er neigt zu Depression. Er hat fixe Ideen und Halluzinationen, insbesondere das Gefühl, als ob Körper und Seele von einander getrennt seien oder als ob er etwas Lebendiges im Bauch habe (sog. hysterische Schwangerschaft der Schule). Es besteht ferner eine emotionelle Überempfindlichkeit, besonders in bezug auf Musik, welche den Patienten zum Weinen bringt [vgl. auch *Graphites* (s. S 82), *Natrium sulf.* (s. S. 115), *Natrium carb.* (s. S. 87)].

Die allgemeinen Verschlimmerungsmomente sind: nachts, besonders gegen Morgen, Feuchtigkeit, Fettgenuß, geistige Überanstrengung. Von der Nachtverschlimmerung macht nur ein Mittel eine Ausnahme: das *Medorrhinum.*

Die Diagnose der Sykose wird gestellt auf Grund der obigen Symptome sowie anamnestischer Anhaltspunkte, als welche sind: durchgemachter Tripper, Tripper in der Ascendenz, ferner Impfungen, Serum-Injektionen, Bluttransfusionen und überhaupt parenterale Verabreichung von Eiweiß, welch letztere Maßnahmen alle eine krankmachende Wirkung im Sinne der Sykosis haben.

Es scheint, daß auch gewisse Beziehungen zwischen der Sykose und den malignen Tumoren bestehen, in dem Sinne, daß maligne Tumoren durch eine bestehende Sykose begünstigt werden oder möglicherweise überhaupt das Endstadium der Sykose darstellen. Es sind dies allerdings bloß Anhaltspunkte, welche aber auf klinischen Beobachtungen und solchen der Mittelwirkungen beruhen, die, wenn auch nicht völlig bewiesen, doch zur Vorsicht mahnen hinsichtlich der heute üblichen leichtfertigen Handhabung der oben erwähnten Maßnahmen, besonders der Impfungen und parenteralen Eiweißeinverleibung.

## 1. Thuja:

Diese Droge ist der Prototyp des Heilmittels der Sykose, für welches die vorstehenden Ausführungen fast ohne Einschränkung gelten.

**Rheumatische Erscheinungen:** Alle Gelenke können befallen sein, besonders aber die Knie, die Fersen, Achillessehne, Fuß- und Fingergelenke.

**Psyche:** Der Patient ist stets in Eile, wie im Fieber, doch wechseln mit dieser psychischen Eigentümlichkeit andere Zustände ab, z. B. solche von Indolenz. Oft besteht auch eine gewisse Reizbarkeit und fast immer eine übertriebene Sentimentalität, besonders gegenüber Musik, die den Patienten traurig macht und zum Weinen bringt. Es besteht eine Abneigung gegen Unterhaltung, ferner fixe Ideen, z. B. daß der Kranke aus Holz oder aus Glas bestehe und zerbrechlich sei oder daß er etwas Lebendiges im Bauch habe, oder daß Seele und Körper getrennt seien. Er empfindet dolchstichartige Schmerzen, die ihn bis zur Raserei treiben können. Hat das Gefühl, als ob das Fleisch von den Knochen gerissen würde.

Die Sekretionen sind dick, grünlich mit fadem, schimmeligem oder ranzigem Geruch. Der Körpergeruch ist unangenehm, oft wie nach Lauch. Es finden sich Schweiße an den unbedeckten Körperstellen. Verlangen nach Salz und nach Tee, welch letzterer aber verschlimmert. Es besteht eine Linkslateralität. Eine Begleiterscheinung ist, daß bei Exacerbationen der Krankheitserscheinungen meist reichliche Urinsekretion auftritt.

**Schlimmer:** durch feucht-kaltes Wetter, Feuchtigkeit, Bettwärme (besonders Rheuma), zwischen 3 und 5 Uhr, bei zunehmendem Mond, alle Jahre (langdauernde Periodizität), durch Tee und Zwiebeln.

## 2. Medorrhinum:

Medorrhinum ist das zweite wichtige Antisykoticum. Es wird aus Gonokokkeneiter hergestellt.

**Körperlich** ist der Patient schwach, hat Unruhe in den Beinen (*Zincum*), er ist ein Rheumatiker mit steifen Gelenken und neigt auch zu allergischen Manifestationen, insbesondere Asthma. Typisch sind Schmerzen in der Herzgegend. Die Nägel sind häufig deformiert (transversale Furche.)

**Rheumatische Beschwerden:** Der Kranke leidet an Rückenschmerzen, besonders zwischen den Schulterblättern. Brennende Hitze entlang der ganzen Wirbelsäule, welch letztere schmerzhaft ist beim Berühren. Er hat schwere Beine mit nächtlichen rheumatischen Schmerzen und schwache Fußgelenke, welche leicht umkippen. Die Fingergelenke sind häufig geschwollen und weisen oft gichtische Ablagerungen auf, ebenso die Zehen, Fersen, Fußballen und Sohlen, in denen es häufig zu schmerzhaften Schwellungen kommt.

**Psychische Symptome:** Der Patient ist ängstlich, nervös und hypersensibel. Das leiseste Geräusch bringt ihn zum Auffahren. Ferner ist er vergeßlich, er vergißt vor allem neuere Ereignisse, Familiennamen oder was soeben gesagt wurde. Des weiteren hat er Vorahnungen, welche häufig eintreffen. Er ist hastig, hat immer das Gefühl, nicht hinreichend Zeit zu haben, führt aber nichts zu Ende. Er ist auch reizbar. Seine Stimmung ist eher depressiv, traurig, er zweifelt an seiner Genesung, wird sentimental beim Erzählen eigener Erlebnisse und weint z. B. beim Erzählen der Symptome. Er ist ein Pessimist, ängstlich, insbesondere hat er Angst, den Verstand zu verlieren.

**Schlimmer:** während des Tages (besonders in den ersten Stunden des Tages), während Gewittern, durch trockene Kälte, Berührung, beim Nachdenken über seine Beschwerden (*Calcarea phos.*, *Oxalii acid.*), bei geringster Bewegung (in akuten Zuständen), durch süße Speisen.

**Besser:** am Meer, beim Liegen auf dem Magen (eine Stellung, welche der Patient häufig spontan einnimmt), bei feuchtem Wetter.

## 3. Natrium sulfuricum:

Dies ist das Hauptmittel für die hydrogenoide Konstitution, also eine Diathese, welche eine besondere Neigung hat, Wasser im Zellgewebe aufzuspeichern, vor allem bei Feuchtigkeit, bei Aufenthalt an Flüssen und Seen und bei Regenwetter. Der Patient nimmt oft mehrere Kilo zu und verliert sie wieder, sobald trockenes Wetter eintritt. Dieselbe Erscheinung kann auch durch Genuß von Wassertieren (Fischen, Froschschenkeln, Austern usw.) bewirkt werden. Des weiteren hat Natrium sulf. eine besondere Affinität zur Leber. Meistens ist dieser Patient ein chronisch Leberkranker. Eine weitere Beziehung besteht zum Darm und zum Duodenum. Der Kranke leidet unter Duodenalkatarrhen, unter Gasauftreibung, wobei besonders das Colon ascendens betroffen ist.

**Schmerzcharakter:** die Schmerzen sind meist akut, heftig und durchdringend.

**Sekretionen:** gelb, grünlich, dickflüssig.

Es besteht meist eine typische Periodizität.

**Psychisch:** Intellektuelle Depression, Mangel an Konzentrationsfähigkeit, schlechte Laune und Reizbarkeit, die sich besonders am Morgen früh beim Aufstehen geltend macht; Abneigung gegen Unterhaltung, Abneigung, angesprochen zu werden, verträgt keinen Lärm. Es besteht meist eine d e p r e s s i v e emotionelle Einstellung. Traurigkeit, die sich bei sentimentaler Musik verstärkt, entsprechend diesem generellen Verschlimmerungsfaktor bei den meisten Antisykoticis. Tendenz zum Selbstmord. Typisch sind auch: große Empfindlichkeit auf Traumata des Kopfes, welche Monate und Jahre anhaltende geistige Störungen, wie Vergeßlichkeit usw., herbeiführen können.

**Physisch** ist der Patient ein hydrogenoider Lymphatiker, hypothyreotisch, frostig, meist aufgedunsen, mit einem großen Verlangen nach Lagewechsel, was ihn erleichtert.

**Rheuma:** die rheumatischen Beschwerden können sich an allen Gelenken geltend machen. Eine besondere Affinität hat das Mittel zum Hüftgelenk mit betonter Linkslateralität; ferner sind die Kniegelenke besonders häufig befallen, auch die Wirbelsäule sowie der Ischiasnerv.

Kopftraumen spielen oft eine ursächliche Rolle bei den Beschwerden des Natr.-sulf.-Patienten.

**Schlimmer:** durch Feuchtigkeit, feucht-kaltes Wetter, Nähe des Wassers, nach Essen von Wassertieren, durch feucht-warmes Wetter, warmes Zimmer, morgens früh, durch Musik, Lärm, Licht, in Linksseitenlage und in Ruhelage.

**Besser:** durch trockenes Wetter, frische Luft, nach guter Defäkation und bei Lagewechsel.

### 4. Nitri acidum:

Nitri acid. ist ebenfalls ein typisch sykotisches Mittel. Es weist eine ganz besondere Art von Schmerzen auf, nämlich solche wie von einem eingetriebenen Spieß (also stechenden Schmerzcharakter). Es wirkt am besten bei dunkeln, eher mageren Patienten, die an Durchfall leiden. Bei dickleibigen, verstopften Menschen ist seine Wirkung meist weniger kräftig.

**Symptome:** Häufig Kopfschmerzen, als ob ein Band um den Kopf festgezogen oder als ob der Kopf in einem Schraubstock zusammengepreßt würde. Rötung, Entzündung und Reizung aller Teile, wo die Haut in die Schleimhaut übergeht, d. h. Augenlider, Lippen und After. Verlangen nach merkwürdigen Dingen, z. B. Kalk, Erde usw. Liebt ganz besonders fette und salzige Speisen. Hämorrhoiden und besonders Analfissuren sind typisch. Der Urin ist dunkel und hat einen sehr starken Geruch nach Pferdeharn. Übelriechender Fußschweiß, welcher häufig korrosiv ist und Schrunden sowie wunde Stellen, besonders zwischen den Zehen, hervorruft; auch Handschweiß. Warzenbildungen auf der Haut, blumenkohlartig, welche beim Waschen leicht bluten. Neigung zu Geschwüren, besonders im Gaumen und an den Beinen.

**Psychische Symptome:** Reizbar, hastig und vor allem nachträgerisch und bösartig. Sehr empfindlich gegen Geräusche, Schmerzen. Berührung und Erschütterungen. Angst vor dem Tode.

**Schlimmer:** nachts und am Abend, bei kaltem, aber auch bei sehr heißem Wetter.

**Besser:** diesem Patienten ist es stets bedeutend wohler in einem fahrenden Wagen, was äußerst typisch ist.

**Differentialdiagnostisch** kommen in Betracht: *Mercurius, Kalium carb., Thuja, Hepar sulf.* und *Calcarea carb.*

## 5. Silicea:

Silicea ist das letzte der sykotischen Mittel. Es gehört aber nicht nur der sykotischen, sondern gleichzeitig auch der antipsorischen Gruppe an. Seine Konstitution gibt sich ganz besonders in der Jugend zu erkennen, und zw. sowohl durch psychische als auch durch physische Symptome. Das Kind ist meist körperlich schwach, mager und klein mit dünnen Extremitäten und vorgetriebenem Bauch. Es besteht eine ausgesprochene Blässe des Gesichts, ferner eine laxe Muskulatur mit Schwäche. Der Appetit ist meist gering.

**Symptome:** Der Silicium-Patient ist ein frostiger Kranker. Er fröstelt ständig. Oft hat er eine besondere Angst vor spitzen Dingen, wie Nadeln und dergleichen. Er wünscht warm angezogen zu sein, insbesondere am Kopf, wo er ganz besonders leicht friert, so daß er gern den Kopf gut zudeckt, z. B. eine Pelzkappe trägt. Seine Ausflüsse sind meistens übelriechend, sowohl das Nasen- als auch das Ohrensekret bei chronischen Erkrankungen dieser Organe, aber auch der Fußschweiß, der typisch ist und ganz besonders übel riecht. Es besteht eine außerordentliche Hypersensibilität gegenüber allen äußeren Eindrücken. Dazu aber Hartköpfigkeit und fixe Ideen. Silicea hat eine ganz besondere Beziehung zu Eiterungen, d. h. der Patient neigt zu Suppurationen. Silicea ist auch fähig, eine Eiterung in die Wege zu leiten und auf diese Weise eingedrungene Fremdkörper an die Oberfläche zu befördern. Typisch sind auch Affektionen der Fingernägel, insbesondere Brüchigkeit und weiße Flecken. Die Füße sind meist kalt.

**Rheumatische Symptome:** Diese sind ebenfalls außerordentlich variabel, so daß wir hier keine besondere Typen angeben können.

Die Verordnung erfolgt auf Grund der für Silicea charakteristischen Leitsymptome.

**Psychisch** ist dieser Patient schüchtern, besonders als Kind, ferner übertrieben gewissenhaft. Das Kind hat stets Angst, seine Schulaufgaben nicht richtig gemacht zu haben, oder sonstwie ungenügend präpariert zu sein. Auch erwachsene Silicea-Patienten weisen dieses Symptom oft auf, indem sie Angst haben, sich einer Prüfung zu stellen, oder fürchten, sie seien nicht hinreichend vorbereitet, wenn sie einen Vortrag halten müssen. Sind sie aber einmal daran, so geht es in der Regel viel besser, als sie sich gedacht haben.

**Schlimmer:** bei Neumond, morgens, vom Waschen, bei Durchnässung der Füße oder langem Stehen in einem kalten Lokal, durch Abkühlung und Abdecken, beim Liegen auf der linken Seite und während der Menses.

**Besser:** durch Wärme, beim Tragen warmer Kleider, im Sommer.

### f) Die syphilitischen Formen des Rheumatismus und die wichtigsten hierfür in Betracht kommenden Heilmittel mit ihren wahlanzeigenden Symptomen

Die Heredosyphilis ist, wie die bereits im vorigen Kapitel erwähnten paragonorrhoischen Erkrankungen, auch der Schulmedizin bekannt; nur geht das, was wir homöopathisch als syphilitische Folgekrankheiten betrachten, weit über den Rahmen dessen hinaus, was die Schulmedizin in diese Gruppe einreiht. Das kommt daher, daß wir nicht nur die morphologischen (materiellen) Symptome für die Diagnose berücksichtigen, sondern auch die funktionellen, sensoriellen, emotionellen, intellektuellen und geistig-spirituellen, welch letztere eben noch viel feinere Nachwirkungen der Grundkrankheit anzeigen, die klinisch-somatisch keinerlei Organveränderungen mehr zu erzeugen vermögen. Unser Vorgehen kann allerdings nur derjenige richtig verstehen, der mit Hilfe der homöopathischen Erfahrungen in die Tiefe der Lebensprobleme eingedrungen ist und der dazu auch noch eine hinreichende philosophische Bildung hat.

Das Vorgehen ist, wenn man einmal die Technik beherrscht, verhältnismäßig einfach: Wir erforschen alle Symptome, bestimmen alsdann das am meisten homöopathische Mittel, und — wenn dieses ein antisyphilitisches ist, das wir auf Grund 150jähriger Erfahrung der gesamten homöopathischen Ärzteschaft als solches erkannt haben — dann nehmen wir auf Grund eines Analogieschlusses an, daß eine syphilitische Nachkrankheit vorliege. Dies ist natürlich nicht im Sinne einer Spirochaeteninfektion zu verstehen, sondern wiederum so, daß eine Syphilis, welche entweder der Patient selbst oder einer seiner Vorfahren durchgemacht hat, als bakterielle Erkrankung zwar längst ausgeheilt ist, aber im Organismus des betreffenden Patienten Störungen allergischer Natur oder Änderungen in den Organfunktionen (Leber und innersekretorische Drüsen) zurückgelassen hat, welche nun autonom wirken und bestehen bleiben mit der Folge ganz bestimmter funktioneller Abweichungen und Krankheitsdispositionen. In dem uns hier speziell interessierenden Fall führen diese Dispositionen und Funktionsabweichungen zu Toxinbildungen, welche dann ihrerseits Reaktionen in den Bewegungsorganen und schließlich dort auch anatomische Veränderungen auszulösen vermögen, d. h. also eine bestimmte Form des Rheumatismus, die aber wiederum in den mannigfaltigsten Formen und Variationen auftritt.

Für den Schulmediziner ist ein solcher parasyphilitischer Rheumatismus naturgemäß ein Rätsel, weil er ohne erkennbaren Grund den Patienten zu befallen scheint. Für den Homöopathen aber besteht eine „ex juvantibus" klar erkennbare Causalkette, die um so deutlicher sichtbar wird, je mehr seine Beobachtungsfähigkeit durch das oben skizzierte Verfahren geschult worden ist.

**Allgemeines:** Die post- oder parasyphilitischen Rheumaerkrankungen, wie wir diese konventionellerweise nennen wollen, sind als solche weniger typisch als die sykotischen Formen; sie sind variabler, flüchtiger und weisen einen sehr unregelmäßigen Verlauf, vor allem ein ständiges Auf und Ab der Krankheitserscheinungen auf. Anatomisch treten die Veränderungen der Gelenke usw. erst sehr spät auf im Gegensatz zu den sykotischen Formen, welche meist eine ziemlich konstant fortschreitende Entwicklung darbieten im Sinne einer chronischen Entzündung, Proliferation, Entartung und mikroskopisch kleiner kolliquativer Nekroseherde.

**Für die Diagnose der parasyphilitischen Erkrankungen generell typische Symptome:**

1. Typische Hauterscheinungen von pemphigusähnlichem Charakter sowie fleckige Verfärbungen der Haut von kupferfarbenem Ton.
2. Neigung zu Nekrose, besonders des Knorpelgewebes.
3. Haarausfall.
4. Tremor.
5. Anämie.
6. Ölige Schweiße.
7. Widerlicher Körpergeruch.
8. Lymphdrüsenschwellungen, besonders an Leiste und Hals.
9. Modalitäten:
   Verschlimmerung nachts, durch Bettwärme, am offenen Feuer, durch feuchte Atmosphäre, Regenwetter, während des Schwitzens, durch extreme Temperaturen.

Gewisse der obengenannten Symptome kommen auch bei der Psora vor, doch läßt die Kombination der Symptome in der Regel die Diagnose stellen.

## 1. Mercurius vivus:

**Symptome:** Ölige Schweiße, Tremor, starker Wechsel der Symptome, die alle Krankheiten nachahmen können. (Weil die Syphilis- und die Quecksilberpathogenesie in diesem Punkt übereinstimmen, ist ja eben das Quecksilber — weil homöopathisch — ihr Hauptmittel, eine Erkenntnis, die wir schon den Ärzten der Scholastik verdanken und die dann von der Schulmedizin akzeptiert wurde). Feuchte Haut, im Gegensatz zur Psora, die mit Ausnahme der Handteller und Fußsohlen trockene Haut hat (besonders in den vorgerückten Stadien). Geschwüre aller Art mit unregelmäßigen Rändern. Beißen und Jucken, schlimmer durch Bettwärme. Drüsenschwellungen bei jeder Erkältung; übelriechender Atem und schlechter Mundgeruch mit Speichelfluß oder Mundtrockenheit, letztere nur während akuter

Erkrankungen (bei Psora Mundtrockenheit vorherrschend). Bei Kindern findet sich ein merkwürdiges und interessantes Symptom: Spielen mit und Kneten des eigenen Stuhles (dieses Symptom, wenn es in der Kindheit sicher vorhanden war, ist natürlich auch später beim Erwachsenen zur Stützung der Diagnose wertvoll wie alle solchen typischen Symptome). Starke Neigung zu Erkältungskrankheiten; besonders Anginen mit Ausstrahlung der Schmerzen ins Ohr, aber auch chronischer oder ständig rezidivierender Schnupfen mit ätzendem Ausfluß und Rötung der Nasenlöcher. Jede Angina führt zu Schnupfen, während bei Psora der Schnupfen zuerst erscheint und von Angina gefolgt wird oder aber Gleichzeitigkeit beider vorliegt. Haarausfall, reizender Tränenfluß. Neigung zu Otitiden besonders im Kindesalter. Blasse Gesichtsfarbe, metallischer Mundgeschmack, stark ausgeprägte Längsfurche in der Zungenmitte, starker Durst und gezähnelter Zungenrand. Schwache Verdauung mit ständigem Hunger, vergrößerte harte Leber mit Druckempfindlichkeit; Neigung zu Durchfall mit Tenesmen und entfärbtem Stuhl. Morgenübelkeit.

**Rheuma:** Knochen- und Gelenkschmerzen aller Lokalisationen, besonders aber Kreuzschmerzen, schlimmer durch Sitzen; coccygeale Schmerzen, besser durch Druck auf den Bauch, aber auch Arthritiden der kleinen Gelenke sowie der Hand-, Fuß- und Schultergelenke.

**Psyche:** Gedächtnisschwund, langsames Auffassen und langsames Antworten auf Fragen, Willensschwäche, Lebensüberdruß, Mißtrauen, Angst vor geistigem Zerfall, labile Gemütslage, egoistischer Querulant, übellaunig, furchtsam für sich, aber indifferent gegen Andere.

**Schlimmer:** nachts, durch feuchtes und Regenwetter, Rechtsseitenlage, bei Schweißausbruch (oder zum mindesten dadurch nicht erleichtert, während fast alle psorischen Mittel Erleichterung durch Schweißausbruch haben), durch warmes Zimmer, warmes Bett (Hautsymptome), offenes Kaminfeuer, Ruhe.

**Besser:** durch ständige Bewegung, tags, trockene mäßig warme Luft.

Statt Mercurius vivus können auch folgende Merkursalze in Betracht kommen:

*Mercurius corrosivus:* Durchfälle mit Tenesmen und akute Schleimhautentzündungen vorherrschend.

*Mercurius dulcis:* Besondere Affinität zum Mittelohr, plastische Peritonitis, hypertrophische Lebercirrhose.

*Mercurius jodatus flavus (Merc. protojodatus):* Angina rechts beginnend, langsam nach links hinüberziehend.

*Mercurius jodatus ruber (Merc. bijodatus):* Angina beginnt links und zieht nach rechts hinüber mit starken Lymphdrüsenschwellungen.

Im übrigen stimmen die Symptome der Quecksilbersalze weitgehend überein. Man wird sich zu einem der vorgenannten vier Salze entscheiden, wenn der Patient zu den ihnen eigentümlichen akuten Krankheiten disponiert ist.

## 2. Syphilinum (Luesinum):

Luesinum hat 3 Kardinalsymptome: Schwäche in Mathematik (kann schlecht rechnen in der Schule, lernt als Kind sehr langsam zählen usw.); Furcht vor Ansteckung mit dem Verlangen, sich ständig die Hände zu waschen; ein kreideweißes, sehr flaches Gesicht, d. h. Nase und Backenknochen springen sehr wenig vor. Dieses letztere Symptom ist, wie die somatischen Symptome aller Mittel, nur dann vorhanden, wenn die syphilitische Konstitution sehr entwickelt ist und schon in der ersten Kindheit dem Körper ihre Merkmale aufprägte.

**Symptome:** Schlaflosigkeit, Kopfschmerzen (tief im Kopf oder Hirn oder temporal sitzend), schlimmer nachts; Speichelfluß, Haarausfall, grünliche, fötide Sekretionen.

**Rheuma:** Knochenschmerzen, besonders der langen Röhrenknochen (Tibiae). Schmerzen an der Insertion des Deltoideus mit Verschlimmerung beim seitlichen Hochheben des Armes. Lumbalgie, schlimmer durch Urinieren. Schmerzen in der untersten Lendenwirbelsäule und im Sacrum mit Verschlimmerung beim Sitzen. Ischias; Schmerzen in der Cervical- und Dorsalwirbelsäule.

**Haut:** Kupferfarbige Verfärbungen.

**Psyche:** Unruhe, muß ständig tätig sein; verträgt Widerspruch sehr schlecht, welcher ihn in einen Zustand der Reizbarkeit versetzt. Neigung zu Depression; Angst, an einer unheilbaren Krankheit zu leiden; zweifelt an seiner Genesung; Furcht vor Dunkelheit.

**Schlimmer:** nachts, vor Sonnenuntergang und -aufgang, durch extreme Temperaturen, Feuchtigkeit, während Gewittern, im Tiefland.

**Besser:** in hochgelegenen Gegenden (Gebirge usw.).

## 3. Aurum:

**Körperliche Symptome:** Plethorischer Habitus mit rotem Gesicht und dicken massigen unteren Exremitäten; Blut- und Lymphstauung in den Beinen, welche aufgedunsen erscheinen; Blutorgasmus (Gefühl, als ob das Blut in den Gefäßen koche), Blutwallungen.

**Rheuma:** Durchbohrende Schmerzen, speziell in den Knochen; Gelenkschwellungen und Gelenkschmerzen, besonders der unteren Extremitäten begleitet von schweren und geschwollenen Beinen.

**Psyche:** Reizbarkeit, besonders Zornmütigkeit, verträgt keinen Widerspruch. Melancholie (sehr typisch), Launenwechsel, Lebensüberdruß, Neigung zu Suicid, Skrupel und Gewissensbisse, religiöse Wahnideen (verdammt zu sein), schlechtes Gedächtnis.

**Schlimmer:** nachts, durch Kälte, große Hitze, warmes Zimmer, Winter.

**Besser:** durch warme Atmosphäre, frische Luft, kühle Umschläge.

**Verlangen** nach frischer Luft, Alkohol, Kaffee.

Durst und Hunger zwischen den Mahlzeiten.

## 4. Jodum:

**Kardinalsymptome:** Rapider Metabolismus, magert ab trotz großen Appetits und reichlichen Essens. Große Erschöpfbarkeit und Schwäche mit Neigung zu Schweißausbrüchen bei geringster körperlicher Arbeit. Der Jod-Typus ist mager, dunkelhaarig mit brauner Hautfarbe, aber immer nur dann, wenn diese Konstitution schon in der Kindheit dem Körper ihre Merkmale aufprägte. Außerordentliches Verlangen nach frischer Luft *(Sulfur, Pulsatilla).*

**Rheuma:** Schmerzhafte Gelenkschwellungen und Knochenschmerzen in allen Körperteilen, besonders im Nacken und in den oberen Extremitäten.

**Übrige Symptome:** Dunkler Typus, Neigung zu Agitation und Bewegung, aber rasch müde, Kurzatmigkeit *(Ferrum, Lachesis, Calcarea carb.),* Abneigung gegen Wärme, Neigung zu frischer Luft, Augen hervortretend, Neigung zu Adenitiden, Neigung zu Schleimhautentzündungen und Ausflüssen (Schnupfen usw.); Hodenschwellungen und Hydrocele, Rechtslateralität.

**Psyche:** Vergißt, was soeben gesagt oder getan wurde, Neigung zu Skrupeln, schlechte Laune, misanthropisch, Angstgefühle, Herzangst, Neigung zu Depressionen mit Tränen und zu heftigen Impulsen (zu fliehen, Todschlag, Suicid), welche er am besten durch energische Bewegung, lange Spaziergänge, eifrige Tätigkeit usw. beherrschen kann. Reizbarkeit.

**Schlimmer:** durch Ruhe, warmes Zimmer, nüchtern.

**Besser:** durch Beschäftigung, Spazierengehen, Frischluft, nach Essen.

## 5. Kalium bichromicum:

**Konstitutionelle Merkmale:** Korpulenter Lymphatiker, hydrogenoid, rotbackig, hellfarbige Haut und Haare, frostig; Neigung zu Schleimhautkatarrhen mit dicken, gelblichen, oft fadenziehenden, nicht übelriechenden Ausflüssen, welche häufig fest an der Schleimhaut haften und schwer an die Oberfläche befördert werden können. (Bedürfnis, die Nase zu schneuzen, aber ohne Erfolg). In der Zwischenzeit (also wenn keine Katarrhe vorhanden) Neigung der Sekrete zum Eintrocknen, Krustenbildung mit Bluten beim Entfernen der Krusten und sehr trockener Schleimhaut (Mandelölpinselung vorzüglich, muß aber täglich durchgeführt werden, vom Patienten selbst mittels eines mit Watte armierten Stäbchens oder Zündhölzchens).

**Rheuma:** Alle Gelenke, oft erratisch mit plötzlicher Entstehung und plötzlichem Verschwinden, oft verbunden mit feinem Reiben und Krepitieren in den Gelenken beim Bewegen. Spannungsgefühl in den befallenen Gelenken, er kann sie nicht bewegen. Alle Schmerzarten. Knochenschmerzen in Tibia und Sacrum sowie Steißbein. Ischias: schlimmer durch Bewegung, gebeugte Beine (umgekehrt: *Colocynthis*).

**Weitere typische Symptome:** Magenschmerzen alternieren mit rheumatischen Erscheinungen. Schmerzen auf kleine Punkte lokalisiert, besonders die Schmerzen der Abdominalorgane (wahrscheinlich ein Art Headscher Zonen). Verträgt kein Bier, obwohl er es sehr liebt; er bekommt davon Übelkeit, Erbrechen oder Durchfälle. Rechtslateralität.

**Schlimmer:** durch Kälte, feuchte Kälte, nachts, besonders 2—3 Uhr, Bewegung, Bier.

**Besser:** durch Wärme.

## 6. Kalium jodatum:

**Leitsymptome:** Schnupfen, welcher chronisch exacerbiert mit wässerigem, reichlichem und reizendem Ausfluß und Schmerzen im Vorderhaupt, besonders in der Gegend der Sinus frontales. Schmerzhaftigkeit großer Hautbezirke, besonders bei leisester Berührung, ganz besonders auch der Drüsen und des Kopfhaares. Kalium jod. hat eine besondere Affinität zu den Sehnen und zum Bindegewebe, wo es Infiltrationen und Ödeme hervorruft. Ferner auch zu den Lymphdrüsen, wo es zu Schwellungen führt. Geschwüre der Schleimhäute und der Haut in ausgesprochenen und schweren Fällen.

**Übrige Symptome:** Kopfschmerzen vor allem in der Temporal- und Parietalgegend. Infiltrationen der Kopfschwarte. Schmerzen in der Nasenwurzel. Neuralgien des Facialis und im Oberkiefer. Conjunctivitis mit Tränenfluß. Iritis. Ohrensausen. Speichelfluß mit Schwäche und Leeregefühl des Magens (Goneness). Schlimmer durch kalte Speisen und Getränke sowie Milch. Starker Durst. Gastralgien oft brennenden Charakters. Reizender Weißfluß bei verspäteter und profuser Menstruation. Husten schlimmer morgens. Rauhes Schmerzgefühl im Larynx mit Zusammenschnürungsgefühl. Pleuritische Exsudate. Purpura und Ekchymosen, besonders an den Beinen. Akne rosacea.

**Rheuma:** Knochenschmerzen der Extremitätenknochen, periostitische Auflagerungen und Verdickungen mit Empfindlichkeit gegen Berührung besonders der Tibiae. Kontrakturen, vor allem der Beugesehnen und Bänder. Rheumatische Schwellungen und Entzündungen des Kniegelenks, der Schleimbeutel und Sehnenscheiden. Schmerzen der unteren Lendenwirbelsäule und des Steißbeins. Hüftgelenksarthritis. Ischias mit Verschlimmerung nachts und auf der kranken Seite liegend, oft begleitet von Ameisenkribbeln in den unteren Extremitäten, schlimmer beim Sitzen, besser beim Liegen.

**Psyche:** Melancholisch, ängstlich und reizbar.

**Schlimmer:** durch warme Bekleidung, warmes Zimmer, nachts, bei feuchtem Wetter.

**Besser:** durch Bewegung, frische Luft, kühle trockene Atmosphäre.

## D. Zusätzliche Therapien

Es ist klar, daß für die Heilung des Rheumatikers auch noch andere Faktoren herangezogen werden können als nur die Homöopathie allein. Wenn aber der Leser erwarten würde, daß ich nun hier noch einige Medikamente der Schule erwähnen und zugeben würde, dieselben mehr oder weniger häufig zu gebrauchen, so würde er sich täuschen. M.E. besitzt die Schule außer der Salicylsäure, welche nur in akuten Fällen oder Anfangsstadien wirkt und dazu noch meist ungenügend, fast keine spezifischen Medikamente gegen die rheumatischen Erkrankungen. Sie wirken alle samt und sonders bloß schmerzstillend, narkotisierend oder allenfalls antiphlogistisch, also rein symptomatisch, hingegen haben sie mit dem eigentlichen rheumatischen Prozeß überhaupt nichts zu tun. Die meisten Mittel der Schule sind gedanklichen Kombinationen entsprungen, welche auf ganz unzulänglichen und meist falschen Vorstellungen über den Rheumatismus fußen, mit der Folge, daß sie eben nicht oder schädlich wirken. Das *Cortison* z. B., dem man eine Anfangswirkung zwar nicht abstreiten kann, führt bei längerem Gebrauch zu einer dauernden Herabsetzung der Funktion der Nebennierenrinde, was eine schwere Hypothek auf die Zukunft des Rheumatikers bedeutet. Hierin gehe ich vollständig einig mit den Auffassungen von Dr. HENN, dem bekannten Rheumatologen der Universität Innsbruck, der hier noch zu Worte kommen wird. Hingegen verdienen die nun folgenden zusätzlichen Behandlungsmethoden, wenigstens wenn sie zur rechten, d. h. der ihnen zukommenden Zeit und auf Grund sachgemäßer Indikation ausgewählt und verordnet werden, begründete Beachtung. Jede dieser Therapien hat ihre ganz bestimmte Wirkung und muß zu demjenigen Zeitpunkt verordnet werden, wo diese Wirkung angezeigt ist, nicht früher und nicht später.

### *a) Die Diät*

Hier kommt vor allem die Bircher-Bennersche Rohkostdiät in Betracht. Wenn Bircher-Benner behauptet, das Rheuma werde durch Übersäuerung und massenhafte Einlagerung von Harnsäure in die Bewegungsorgane verursacht, so ist dem allerdings zu widersprechen, denn davon ist außer bei der seltenen Gicht keine Rede. Das Rheuma wird, wie bereits gesagt, nicht oder nur in seltenen Ausnahmefällen durch Nahrungsschlacken erzeugt, sondern durch bakterielle Toxine und zahlreiche andere Gifte, welche im intermediären Stoffwechsel entstehen, wie ich es bereits auseinandergesetzt habe, wobei noch allergische Phänomene eine ausschlaggebende Rolle spielen. Dennoch hat die Birchersche Diät einen günstigen Einfluß auf die rheumatischen Erkrankungen, insbesondere wenn sie korrekt durchgeführt wird, d. h. fast salzlos. Durch diese Ernährungsweise wird die Quellungs- und Entzündungsbereitschaft der Gewebe herabgesetzt, wodurch die rheumatischen Prozesse günstig beeinflußt und ihre schädigenden Einflüsse auf die Bewegungsorgane abgeschwächt werden. Doch macht sich diese Wirkung meist nur im Anfangsstadium der Erkrankung geltend, während in späteren Phasen der therapeutische Effekt meist ungenügend oder gleich null wird.

Es ist auch so, daß die strenge Rohkost erfahrungsgemäß in der ersten Zeit dem Menschen nicht genügt, besonders wenn er streng arbeiten muß, sei es körperlich oder geistig. Er wird dabei schlapp und seine körperliche Leistungsfähigkeit sinkt. Später allerdings tritt dann eine Gewöhnung ein. Obwohl man bei dieser Kost leben kann und möglicherweise dabei noch ein höheres Alter erreicht, indem die inneren Organe geschont werden und der intermediäre Stoffwechsel entlastet wird, so läßt sich diese Diät doch meist nicht konsequent durchführen.

Zweitens ist erwiesen, daß gewisse Eiweiße auf die Leber günstig wirken (Schutzkolloide). Bei der obigen, äußerst eiweißarmen Diät sind diese Schutzkolloide in ungenügendem Maße vorhanden. Da aber die Leberfunktion in den meisten Fällen von Rheuma eine bedeutende Rolle spielt, sollte das Eiweiß in hinreichender Menge in der Nahrung vorhanden sein, weshalb ich folgende Diätprinzipien empfehle:

Bei Beginn der Behandlung: Während der ersten 3 Monate strenge und salzlose Rohkost nach Bircher-Benner. Dann 3—6 Wochen lang vorwiegend salzarme Rohkost als Vorspeise, vegetarische Hauptspeise mit Früchten als Nachspeise. Später 2- bis 3mal pro Woche Fleischspeisen oder Eierspeisen 1mal pro Woche als Ersatz der Fleischplatte. Als Nachtessen kein Fleisch, sondern Früchte, Birchermüsli, gelegentlich Yoghurt, Quark, milder Käse, Weichkäse, Kompotte. Als Frühstück 3mal pro Woche Porridge. Als Getränke schwacher Tee oder Infratee, evtl. zur Hälfte mit gewöhnlichem Tee gemischt, koffeinfreier Kaffee evtl. mit 1/3 gewöhnlichem Bohnenkaffee gemischt. Zum Mittagessen als Getränk Mineralwasser oder gewöhnliches Wasser, sofern es gut und chlorfrei ist. An den Fleischtagen kann ohne weiteres auch 1—1½ Glas Wein getrunken werden, evtl. gemischt mit Wasser für diejenigen, die ein starkes Bedürfnis nach Getränken haben. Als Brot sollte regelmäßig Schwarz- und Grahambrot genossen werden, doch ist es nicht notwendig, sich ausschließlich auf dunkle Brote zu beschränken. Bier, in mäßigen Mengen genossen und nicht täglich, ist zulässig. Jedes Jahr mache man eine ca. 3wöchige Rohkostkur, wenn möglich zu einer Zeit, wo man nicht zu streng arbeiten muß, oder besser noch in den Ferien.

Also kurz gesagt: Man lebe vernünftig, ohne aus der Diät eine Religion zu machen, welch letztere Tendenz vielen sog. „Neuzeitlichen" anhaftet und auch eine Art von Krankheit, wenn auch geistiger Art, darstellt.

Auf diese Weise wird man die Heilung des Rheumatismus begünstigen bzw. Hindernisse beseitigen, welche durch unvernünftige Ernährungsweise entstanden sind oder entstehen könnten. Doch soll man sich nicht einbilden, damit den Rheumatismus verhindern oder heilen zu können. Ich selbst lege nicht allzuviel Wert auf die Diät und händige meist meinen Patienten einfach ein multigraphiertes Blatt ein, wo die vorgenannten Prinzipien nebst einem Diätmuster niedergelegt sind, ohne weitere Worte zu verlieren. Die peinlicheren Patienten werden sich dann wohl daran zu ihrem Nutzen halten, die gleichgültigeren und Leckermäuler wohl weniger, aber geheilt oder wesentlich gebessert werden sie trotzdem, wenn es auch bei strenger Einhaltung der Vorschriften möglicherweise noch etwas leichter ginge.

Die einseitigen und strengen Diätvorschriften eines Waerland u. a. halte ich nur bei ganz besonderen Fällen für angezeigt. Die Anpreisungen, mit denen solche extremen Kostformen empfohlen werden, sind m. E. außerordentlich übertrieben; die Begründungen, auf welche sie aufgebaut sind, halten einer Kritik nicht stand und meist sind es Sonderlinge, welche auf solche Ideen verfallen, während der körperlich und geistig normale Mensch ißt und auch essen kann, was er in seinem Lande und in seinen Verhältnissen bekommt und was den dortigen Gepflogenheiten entspricht.

Es gibt allerdings auch andere als nur körperliche Gesichtspunkte, welche für die Wahl der Nahrung maßgebend sein können, z. B. die spirituelle Entwicklung, doch gehört dieses Thema nicht hierher.

### *b) Wärme- und Strahlenbehandlung*

Die Wärme kann in Form von warmen Bädern, warmen Umschlägen, Auflegen von heißen Sand- und Salzsäckchen und dergleichen appliziert werden. Sie wirkt in akuten Fällen meist günstig, sofern nicht eine gegenteilige Modalität besteht. In chronischen Fällen hingegen ist ihre Wirkung meist sehr gering oder gleich null, oft sogar negativ.

Diathermie und Infrarotstrahlenbehandlung sind nur eine besondere Form der Wärmeapplikation. Diese Arten der Wärmebehandlung wirken meist intensiver als die obengenannten Methoden, lassen aber in den chronischen Fällen ebenfalls meist zu wünschen übrig.

Auch die Röntgenstrahlen wurden zur Behandlung der rheumatischen Affektionen herangezogen. Ihre Wirkung ist selbstverständlich nur palliativ, aber auf gewisse Gelenke können sie erheblich entzündungswidrig wirken, insbesondere auf die Schultergelenke und die Iliosacralgelenke. Hingegen ist die Anwendung der Röntgenstrahlen bei anderen Lokalisationen meist erfolglos. Der Homöopath wird von dieser Methode nur ganz ausnahmsweise Gebrauch machen.

### *c) Massage*

Auch die Massage wird bei rheumatischen Krankheiten häufig angewandt. Sie wirkt stoffwechsel- und kreislauffördernd und vermag so in einem gewissen Grade die Bildung von toxischen Depots zu hemmen und auch bereits erfolgte toxische Niederschläge wieder aufzulösen. Bei länger bestehenden arthritischen Erkrankungen wirkt sie allerdings durchaus ungenügend; sie kann höchstens als unterstützende Maßnahme herangezogen werden.

### *d) Die Akupunktur*

Bei der Akupunktur werden die chinesischen Meridiane, d. h. die Bahnen, in welchen die Vital- oder Fluidströme zirkulieren, die das Leben in den verschiedenen Organen unterhalten und regulieren, durch Einstiche mit Gold- oder Silbernadeln an bestimmten Punkten in ihrer Intensität beeinflußt und gegeneinander abgestimmt. Die 14 chinesischen Pulse an den Arteriae radiales geben uns Anhaltspunkte über das Potential in jedem Meridian und gleichzeitig ermöglichen sie uns, die Diagnose zu stellen, in welchen Organen das Potential erhöht ist, was mit Entzündung, Blutüberfüllung oder sonstigen zu lebhaften Reaktionen einhergeht. Andererseits zeigen diese Pulse an, in welchen anderen Organen das vitale Potential erniedrigt ist mit der Folge einer Insuffizienz der betreffenden Organfunktion, degenerativer Prozesse und Blutleere.

Wir können dann durch gut gewählte Einstiche an einigen der 700 Punkte, welche die Chinesen entdeckt und empirisch genau bestimmt haben, das Potential in den herabgestimmten Meridianen erhöhen oder in den heraufgestimmten erniedrigen, was sich meist sofort an der Ausgleichung der betreffenden Organpulse feststellen läßt und was auch der Patient fast augenblicklich als Entspannung, als Einströmen von Leben oder Kraft oder aber auch als Verminderung oder Aufhebung von Schmerzen empfindet. Auch können wir durch andere Einstiche die Energie vom einen Meridiansystem in ein anderes mit gegensätzlicher Funktion überführen, damit ein Ausgleich zwischen den antagonistisch arbeitenden Organen herbeiführen und so die Lebensprozesse normalisieren.

Teilweise hat auch die moderne Medizin dieses Prinzip erkannt und in der Lehre vom vegetativen Nervensystem festgelegt, allerdings kommen in der letzteren nur Bruchteile der chinesischen Erkenntnisse zum Ausdruck. Auch sind die Vorstellungen, welche sich der Schulmediziner von diesen Dingen macht, durchaus primitiv und halten einer Kritik nicht stand. Er wähnt nämlich, daß die Regelung der Funktionen vom vegetativen Nervensystem ausgehe (also von einem materiellen Organ aus), was eine falsche Vorstellung ist, indem der eigentliche Promotor eine Energie ist (unwahrnehmbar als solche), die in ganz bestimmten Strömen verläuft, welche kein anatomisch feststellbares Strombett haben, sondern deren Lauf wiederum durch Energiepotentiale im Körper bestimmt wird. Diese Energie bewirkt erst im neurovegetativen System das periodische Auf und Ab zwischen Vagus und Sympathicus mit den entsprechenden physiologischen Erscheinungen. Das neurovegetative System ist also nur ein materielles Mittel, dessen sich der menschliche Organismus bedient, um die Energie der Meridiane auf den materiellen Körper zu übertragen.

Dies ist ja überhaupt das Prinzip, welches im lebenden Organismus Allgemeingültigkeit hat. Leben, geistige Funktionen, Gefühle und Empfindungen sind primär energetische Vorgänge, während der Körper nur dazu dient, dieselben wahrnehmbar zu machen, zwischen zwei Individuen auszutauschen usw. bzw. auf dem materiellen Plan zu verwerten. Es stimmt nicht, daß die Akupunktur eine Reflextherapie sei, wie es einige Verwässerer der grandiosen chinesischen Entdeckung behaupten, um die Akupunktur unseren medizinischen Materialisten mundgerecht zu machen oder weil sie deren Prinzip selbst nicht verstanden haben. Reflexe kommen nur in anatomischen Organen zustande (sekundär), die Meridiane sind aber rein potentielle primäre Phänomene.

Die Akupunktur ist also nur eine Homöopathie mit anderen Mitteln, denn in der Homöopathie wirken wir ebenfalls auf diese Fluidströme und Energiepotentiale ein; allerdings benützen wir hier die substanzlosen Hahnemannschen Potenzen, welche wir durch Umwandlung ganz bestimmter pflanzlicher oder mineralischer Substanzen in eine energetische Form herstellen.

Wir bewirken aber dasselbe, ob wir Homöopathie oder Akupunktur anwenden, wobei allerdings gewisse Unterschiede bestehen in dem Sinne, daß wir bei der Homöopathie fast immer eine komplexe Wirkung haben, deren Effekt auf die Körperfunktionen wir nur annähernd voraussehen können, während die Akupunktur uns ermöglicht, eine absolut gezielte, in ihrem Effekt genau vorausbestimmbare Aktion zu erreichen.

Das hat Vor- und Nachteile, insofern als die Homöopathie tiefgreifender und nachhaltiger wirkt, ja sehr oft Dauereffekte herbeiführt. Die Wirkung der Akupunktur hingegen ist oft weniger tiefgreifend, dafür aber meist gezielter.

Bei Schmerzen ist es nun so, daß es für Patient und Arzt sehr wünschenswert ist, wenn dieselben in ganz kurzer Frist zum Verschwinden gebracht werden können. Dies ist zwar auch mittels der Homöopathie oft möglich, nämlich wenn das Mittel genau diejenige Wirkung hat, die wir erzielen möchten.

Aber in manchen Fällen geht dies nicht; wir müssen warten, bis sich die Wirkung allmählich geltend macht, was einige Tage, ja mitunter sogar Wochen dauern kann. In anderen Fällen hat das erste homöopathisch angezeigte Mittel zwar einen Heileffekt auf die rheumatische Erkrankung, nicht aber auf die Schmerzen, auf welche erst das zweite oder dritte Mittel wirkt. Da man aber in der Homöopathie jedes sachgemäß gewählte Mittel auswirken lassen muß, was mindestens 3, meist aber 5—8 Wochen erfordert, ist man dann sehr froh, in der Akupunktur eine Methode zu besitzen, mit der man zielstrebig den Schmerzen zu Leibe rücken und sie oftmals mit der ersten Behandlung teilweise oder sogar vollständig beseitigen kann. Dies erleichtert die korrekte homöopathische Behandlung ungemein.

Des weiteren kommt es ja auch häufig vor, daß im Verlaufe der homöopathischen Rheumakur interkurrente Erkrankungen auftreten, wie Schnupfen, Anginen, Bronchitiden. Andere Patienten leiden an Asthma, Magenkrämpfen, Sodbrennen usw. Auch da ist es dann zweckmäßig, diese Nebenerkrankungen mit der Akupunktur anzugehen, wodurch die homöopathische Rheumakur weder unterbrochen noch gestört wird.

Aus den obigen Gründen erweist sich die Akupunktur als eine ungemein wertvolle Zusatzbehandlung, indem sie die Durchführung der eigentlichen Kur erleichtert und außerdem die Wirkung der homöopatischen Medikamente sehr erheblich unterstützt.

Es ist naturgemäß nicht möglich, im Rahmen dieser Arbeit auch noch die Akupunktur näher zu erläutern, weil für jedes Gelenk, für jeden Muskel und für jeden Körperbezirk zahlreiche Punkte in Betracht gezogen werden müssen, was insgesamt einen Band von mindestens 300 Seiten erfordern würde. Ich muß daher den Leser auf die einschlägigen Werke verweisen, welche in der Fußnote*) angegeben sind. Zwecks Einführung ist auch das kleine Büchlein von H. VOISIN: „L'Acuponcture" zu empfehlen. Diejenigen Darstellungen der Akupunktur hingegen, welche unter Mißverstehen des Wesens derselben versuchen, diese Therapieart den Vorstellungen der Schulmedizin anzupassen, kann ich nicht empfehlen, weil dieselben durch die Art der Darstellung den Leser nicht nur nicht in das Wesen dieser Methode einzuführen vermögen, sondern im Gegenteil Hindernisse auftürmen, welche das Verständnis hierfür eher erschweren als erleichtern.

---

*) SOULIE DE MORANT: L'acuponcture chinoise. Paris 1957. J. Lafitte.
NIBOYET: Essai sur l'acuponcture chinoise pratique. Paris. Wapler.
NIBOYET: Traitement des algies par l'acuponcture. Paris. Lafitte.
BACHMANN: Die Akupunktur — eine Ordnungstherapie. Ulm-Donau 1959. Karl F. Haug Verlag.
BACHMANN: Leitfaden der Akupunktur. Ulm-Donau 1961. Karl F. Haug Verlag.

## e) *Die Balneotherapie*

### 1. Allgemeines

Die Schulmedizin hat mit großem Fleiß die Zusammensetzung aller Badequellen und Heilsprudel chemisch untersucht und glaubt, deren therapeutische Wirkung auf ihren Gehalt an dem oder jenem Salz oder Element zurückführen zu können. In einem bescheidenen Grade mag dies bei Trinkwässern möglich sein, insofern es sich in gewissen Fällen um chemische Wirkungen handeln kann, wie etwa beim Natriumbicarbonat, das bekanntlich die Magensäure neutralisiert. Aber diese chemischen Wirkungen sind nur palliativ und von kurzer Dauer, eine Tiefenwirkung kommt chemisch nicht zustande. Versuche, die Wirkung von Bädern auf diese Weise erklären zu wollen, sind noch viel problematischer, weil bekanntermaßen die im Badewasser enthaltenen Salze die Haut nicht durchdringen, so daß also deren Heileffekt nur ganz minimal sein könnte, d. h. weder nachhaltig noch tiefgreifend.

Wer sich eingehender mit den Heilquellen befaßt und ihre Wirkungen auf den Menschen studiert bzw. an sich selbst ausprobiert, muß zu dem Schluß kommen, daß ihr therapeutischer Effekt zum wenigsten auf ihren chemischen Substanzen beruht, viel mehr hingegen auf anderen, uns noch unbekannten Faktoren, die bisher jeder wissenschaftlichen Analyse unzugänglich waren. Dies ist sehr leicht zu beweisen.

Erstens sind fast alle Heilwässer nur dann wirksam, wenn man sie direkt an der Quelle trinkt, hingegen schwächen sie sich nach kurzer Zeit Stehenlassens, selbst in verschlossener Flasche, bedeutend ab, um nach wenigen Stunden oder Tagen therapeutisch fast oder ganz wirkungslos zu werden, dies — was besonders hervorgehoben werden muß — obwohl ihre chemische Zusammensetzung genau die gleiche geblieben ist. Also kann nicht die chemische Zusammensetzung entscheidend sein für ihre therapeutische Wirkung.

Als Beispiel mag Chianciano (bei Chiusi in Italien) angeführt werden. Dies ist ein hochwirksames Heilwasser bei Erkrankungen der Gallenwege und der Gallenblase, dessen Wirkung soweit gehen kann, daß eine massenhaft Bakterien und Leukocyten enthaltende Galle nach Gebrauch des Wassers vollkommen steril wird, sofern man es an der Quelle trinkt. Niemals aber ist dies der Fall, wenn man eine Trinkkur zu Hause macht, d. h. mit in Flaschen aufbewahrtem Wasser. Der Unterschied, welcher durch ein nur 1 bis 2 Min. dauerndes Zeitintervall zwischen dem Herauslassen aus der Quelle und dem Trinken bewirkt wird, ist schon frappant. So beobachtete ich einen Patienten, der jedes Mal, wenn er 100 ccm Wasser an der Quelle trank, einen rheumatischen Anfall bekam mit Beteiligung fast aller Gelenke. Wenn er aber das Wasser nur 2 Minuten im Glase stehen ließ, blieb diese Reaktion an den Gelenken aus, selbst wenn er die doppelte oder dreifache Menge des Wassers zu sich nahm. Ich habe diesen Versuch beim gleichen Patienten fünfmal wiederholt, stets mit dem gleichen Resultat. Chemisch ist keine Veränderung festzustellen, die Wirkung des Wassers muß also in einem anderen als dem chemischen Agens liegen.

Des weiteren: Fast alle Heilwässer für Gallenwegserkrankungen sind höchst schädlich, wenn der Patient eine Schädigung des Leberparenchyms aufweist oder an einer Angiocholitis leidet. Sie können dann sehr schwere, monate- oder selbst jahrelang dauernde Gesundheitsstörungen herbeiführen. Selbst Todesfälle nach kurzer Kur, sogar nach nur einmaligem Trinken an der Quelle einer durchaus nicht übertriebenen Menge kommen jedes Jahr vor. Ich habe 12 Fälle dieser Art eruieren können, z. T. von schweren konsekutiven Erkrankungen, vor allem von akuter Hepatitis mit mächtiger Leberschwellung während mehrerer Monate nach der Kur, z. T. Todesfälle in der ersten Woche der Kur, z. T. wieder plötzliche Todesfälle wenige Minuten nach Einnahme des ersten Glases des Sprudels. Hingegen ist kein einziger Fall bekannt von Verschlimmerung, geschweige denn von tödlicher Wirkung bei Patienten, welche, wenn auch noch so lange, Trinkkuren zu Hause mit in Flaschen gelagertem Sprudel machten. Die üblen Zufälle kommen daher, daß Patienten dorthin geschickt werden, welche an intrahepatischen Entzündungen oder an Angiocholitis leiden, ohne daß diese Diagnose gestellt wurde. Sie müssen dann den Irrtum bzw. die Unmöglichkeit, daß die richtige Diagnose gestellt werden konnte, mit schwerer Krankheit oder mit dem Leben bezahlen.

Es kommt aber auch vor, daß scheinbar ganz gesunde Menschen, welche aus ganz anderen Gründen eine solche Thermalstation besuchen und aus Neugier oder Durst das Heilwasser trinken, schwere Gesundheitsstörungen erleiden. So bestritt ein Arzt aus Lausanne vor einigen Jahren ein Tennisturnier in Vichy. Dabei hatte er großen Durst und stillte denselben hauptsächlich durch Trinken an einer der Heilquellen. Das Turnier dauerte 4 Tage. Als ein Arzt aus Vichy den Mann so große Mengen Wasser trinken sah, machte er ihn auf die Gefährlichkeit seines Treibens aufmerksam. Doch wollte der Betreffende nicht auf ihn hören. Er behauptete, daß er in Lausanne im Sommer täglich 1 bis 2 Flaschen Vichywasser zur Durststillung trinke und daß ihm dies noch nie das geringste geschadet hätte. Obwohl der Kollege aus Vichy ihn beschwor, vorsichtig zu sein, und betonte, daß das Wasser an der Quelle unendlich viel stärker sei als das gelagerte Wasser, ließ er nicht von dem Trinken ab. Gegen Ende des Turniers wurde ihm elend, und, zu Hause angelangt, wurde er ernstlich leberkrank, ein Zustand, der mehrere Monate dauerte. So groß kann der Wirkungsunterschied sein zwischen frischem und gelagertem Wasser, obwohl chemisch kein Unterschied festgestellt werden kann*).

Schließlich kann zur Stützung dieser meiner Ansicht auch noch angeführt werden, daß ein künstlich hergestelltes Wasser, das chemisch einem Heilsprudel genau entspricht, wie etwa dem Emser-, Karlsbader-, Vichy- oder Chiancianowasser, therapeutisch sozusagen i n d i f f e r e n t ist. Natürlich kann man damit die drastischen Wirkungen erreichen, welche den betreffenden chemischen Substanzen eigen sind, also etwa Durchfälle mit künstlichem Karlsbader Wasser *(Natrium sulf.)*, aber von der spezifischen Heilwirkung, welche den natürlichen Sprudeln eigentümlich ist, haben die künstlichen Wässer auch nicht einen Schimmer. Natürlich gibt es naive Gemüter, welche glauben, daß etwa die Karlsbader Wirkung nur auf dem laxativen Effekt beruhe, eine ganz irrige Vorstellung, die jeder seriöse Beobachter beim Studium der Heilsprudelwirkung sofort als absurd erkennen wird. Wie wenig laxative Wirkung und Heilwirkung auf das Gallensystem miteinander zu tun haben, geht schon daraus hervor, daß beispielsweise „Chianciano" verstopfend wirkt, weshalb dort während der Kur meist Laxantien gegeben werden müssen. Aber mechanische Ideen, wie Darmausleerung und subsidiär dadurch bewirkte Gallenwegsdrainierung etc., können aus unseren vom materialistischen (sog. wissenschaftlichen) Denken besessenen Köpfen kaum ausgetrieben werden; diese haben eine unendliche Mühe, sich eine Vorstellung zu machen, daß die Lebensvorgänge und ihre Beeinflussung sich auf einer ganz anderen Ebene abspielen und für den menschlichen Intellekt infolge ihrer ungeheuren Kompliziertheit und Feinheit überhaupt kaum zu erfassen wären, selbst wenn wir über Organe und Instrumente verfügen würden, um in dieses energetische und daher für unsere Sinne unwahrnehmbare Gebiet einzudringen. Dies muß immer wieder betont werden, nicht um zu kritisieren, sondern um dem Leser zu zeigen, daß die materialistische Wissenschaft weit davon entfernt ist, die eigentlichen Lebensprobleme studieren zu können. W ä h n e n d, d i e e i g e n t l i c h e n L e b e n s p h ä n o m e n e z u u n t e r s u c h e n, a n a l y s i e r t s i e n u r d i e v o n d e n L e b e n s e n e r g i e n h e r v o r g e r u f e n e n c h e m i s c h e n R e a k t i o n e n i m m e n s c h l i c h e n o d e r t i e r i s c h e n K ö r p e r, w o b e i s i e s i c h d a n n e i n b i l d e t,

*) Beim Karlsbader Wasser beobachtet man auch häufig sehr schwere Reaktionen beim Trinken an der Quelle, nicht aber bei gelagertem Wasser. Dies könnte aber dort daher rühren, daß der Karlsbader Sprudel Fluor enthält, das entweicht oder von der Flaschenwand absorbiert wird, könnte also wenigstens teilweise chemisch erklärt werden. Ich bin aber trotzdem überzeugt, daß auch in Karlsbad zur Hauptsache ein unbekannter Faktor diesen Unterschied bewirkt, wie bei fast allen Heilquellen.

in diesen Reaktionen das Leben selbst und seine Gesetze erfaßt zu haben.

Im vorgehenden mußte ich hauptsächlich auf die Trinksprudel hinweisen, um dieses Problem dem Verständnis näher zu bringen, weil diese therapeutischen Trinkwässer ganz besonders klar dartun, daß ihr Heilfaktor nicht chemischer Natur ist, sondern auf einem ganz anderen Prinzip beruht, wiewohl natürlich eingeräumt werden muß, daß der unbekannte energetische Heilfaktor wahrscheinlich an eine der Substanzen gebunden ist, die im betreffenden Wasser enthalten sind. Was aber wichtig ist, das ist der Umstand, daß dieser Heilfaktor auf das Wasser bzw. auf ein chemisches Element desselben übergehen kann, ohne selbst chemisch oder physikalisch irgendwie nachweisbar zu werden. Das ist also genau dasselbe Phänomen, wie wir es ja in unseren substanzlosen Hochpotenzen seit der Entdekkung derselben durch HAHNEMANN kennen, eine der grandiosesten Entdeckungen der Menschheit, die aber gerade dadurch auf so viel Widerspruch und Unverstand gestoßen ist, weil sie in einer Zeit geschah, da man nur an das sinnlich Wahrnehmbare glaubte und wähnte, daß außerhalb des sinnlich Wahrnehmbaren nichts Weiteres existiere, ein naiver Irrtum, der ja nun mittlerweile durch die Wissenschaft selbst klargestellt worden ist (Physik).

Der Leser möge mir verzeihen, wenn ich aus Anlaß der Heilquellen etwas vom eigentlichen Thema abschweifte, aber das Verständnis dieser Probleme gehört für einen Therapeuten zum Wichtigsten, nicht nur weil man ohne diese Kenntnis weder die Wirkungsweise der homöopathischen Heilmittel, noch diejenige der Heilquellen und Bäder verstehen kann, sondern überhaupt in der Heilkunde nur auf Nebenwegen herumtappt und von einer Sackgasse in die andere gerät, stets wähnend, bald auf lichter Höhe anzulangen, dann aber stets erkennen müssend, daß man sich entweder im Kreise herumbewegte oder noch mehr in die Irre ging, wie dies die ganze Geschichte der Medizin bis zum heutigen Tage beweist. Wo es sich um tatsächliche Beeinflussung der Lebensvorgänge handelt und nicht nur um mechanische Probleme, wie größtenteils in der Chirurgie und der Geburtshilfe, ist man weiter von der Wahrheit entfernt denn je.

Was nun die Bäder anbetrifft, so gehorchen diese analogen Prinzipien wie die Heilquellen,wenn dies hier auch nicht so kraß in Erscheinung tritt wie bei den letzteren.

Zunächst muß einmal darauf hingewiesen werden, daß die Heilwirkung der Bäder beim Rheuma keineswegs durch die Hitze und die dadurch bedingte vermehrte Durchblutung der kranken Gelenke bedingt ist und ebensowenig durch das Schwitzen. Diese physikalischen Prozeduren können etwas nützen bei akuten Rheumaanfällen und im Anfangsstadium des chronischen Rheumatismus, d. h. solange der Körper noch nicht allzu allergisch ist und solange die toxischen

Produkte durch die Niere und die Haut tatsächlich noch hinausgeschafft werden können. In späteren Stadien aber lösen infolge der Allergie schon die kleinsten Toxinmengen rheumatische Entzündungen aus, ferner scheinen die Nieren die toxischen Substanzen nicht mehr hinreichend ausscheiden zu können, weshalb man sich dann in einem Circulus vitiosus bewegt, wenn man Hitzeanwendungen macht. Durch Massage und Hitze werden zwar die Toxine in den erkrankten Gelenken mobilisiert und vom Blutstrom, z. T. wenigstens, aufgenommen, doch werden sie von der Niere nicht mehr ausgeschieden. Nach ihrem Kreislauf werden sie dann erneut wieder im kranken Gelenk abgelagert, mitunter auch vorübergehend an anderen Stellen, wo sie dann wieder rheumatische Entzündungen hervorrufen. Wie es mit der Ausscheidung durch den Schweiß steht, weiß man nicht so recht. Tatsache ist, daß auch Schwitzprozeduren in den späteren Stadien des Rheumatismus nichts mehr nützen.

Zweitens ist es eine Tatsache, daß die im Badewasser vorhandenen mineralischen Substanzen ja gar nicht durch die Haut aufgenommen werden, weil letztere hierfür ein undurchdringliches Hindernis darstellt. Man könnte allenfalls annehmen, daß die Hautreizung beim Bade einen therapeutischen Effekt habe, was zweifellos auch der Fall ist. Und es ist auch experimentell erwiesen, daß Hautreizungen beim Rheuma günstig wirken. Schon das bloße Reiben mit einem Frottierhandschuh wirkt im allgemeinen günstig, indem dadurch offenbar die Haut zur Produktion von Antikörpern angeregt wird. Aber diese Wirkung ist durchaus nicht konstant, sondern individuell sehr verschieden, und auch stets nur von kurzer Dauer (einige Stunden).

Drittens werden allfällig doch aufgenommene Spuren von Mineralsalzen sehr rasch vom Körper wieder ausgeschieden. Die Effekte der Badekuren sind aber s e h r l a n g f r i s t i g, sowohl in bezug auf den therapeutischen Endeffekt, als auch hinsichtlich der nach der Badekur auftretenden Reaktionserscheinungen. Man beobachtet nämlich im allgemeinen zuerst eine Verschlimmerung, die zunächst als Erstverschlimmerung schon nach den ersten Behandlungen auftritt. Dann geht es oft wieder eine zeitlang besser. Die Hauptverschlimmerung hingegen tritt meist später auf, oft nach einem Intervall von 3—6 Monaten nach der Kur. Beobachtet man aber genau, so kann man feststellen, daß sich die Badereaktion meist wellenförmig gestaltet, d. h. es treten alle paar Tage oder Wochen erneut mehr oder weniger starke Schmerzen an den befallenen Gelenken auf, bis dann endlich nach mehreren Wochen oder Monaten der Prozeß zum Abschluß kommt und das stabile Endresultat der Kur erreicht ist. Letzteres besteht nach der ersten Kur meistens in einer mehr oder weniger erheblichen Besserung, selten in einer Heilung.

Von gewissen therapeutischen Agentien, wie z. B. dem Radium, weiß man, daß sie durch die Atmungsluft aufgenommen werden.

Der Patient brauchte also in diesem Falle gar nicht zu baden, sondern könnte einfach die Emanation einatmen, wie dies ja auch im Böcksteiner Heilstollen geschieht.

Was uns aber beim Radium noch besonders interessiert, ist der Umstand, daß die Heilkraft des Wassers keineswegs von seinem Radium-Gehalt abhängig ist. Denn es gibt sehr stark radiumhaltige Wässer, welche nur wenig Heileffekt zeigen, und sehr schwache Wässer, die bloß Spuren von Radium enthalten, aber therapeutisch sehr wirksam sind.

Außerdem gibt es noch sog. Wildbäder, d. h. Wässer, die ausgesprochen wenig Mineralsalze und auch keine Radiumemanation enthalten, also Wässer, die reiner sind als die meisten gewöhnlichen Leitungswässer. Trotzdem kann auch diesen Quellen der therapeutische Nutzeffekt nicht abgesprochen werden, ein Effekt, der den gewöhnlichen Leitungswässern vollkommen abgeht.

Wie man also auch die Sache betrachtet, so geht doch aus den Beobachtungen einwandfrei hervor, daß auch bei den Badewässern Heilfaktoren im Spiele sind, deren Natur wir nicht kennen. Diese können die Toxindepots auflösen oder die Allergie herabsetzen, die Niere oder die Haut zur Ausscheidung anregen, die Antikörperbildung fördern und vor allem die Störungen im endokrinen System, die ja als Folge der rheumatischen Intoxikation regelmäßig auftreten, günstig beeinflussen, insbesondere diejenigen, welche von der Nebennierenrinde und Hypophyse ausgehen.

Wie das alles zustande kommt, wissen wir im einzelnen nicht. Wie dem aber auch sei, so ergibt sich schon aus den obigen Überlegungen, daß die Bäder individuell recht verschieden wirken müssen, je nachdem mehr die eine oder andere Form von rheumatischer Toxikose vorliegt oder die eine oder andere kompensatorische Funktion gestört ist oder aber das endokrine System die eine oder andere Insuffizienzerscheinung aufweist. Dasjenige Bad, das eben gerade auf jene Funktion günstig einwirkt, die bei dem betreffenden Patienten besonders daniederliegt, ist dann im betreffenden Falle das wirksamste.

Die Indikationsstellung ist aber eine recht schwierige Angelegenheit; sie beruht lediglich auf der Erfahrung. Leider besitzen in dieser Hinsicht die wenigsten Ärzte eigene Erfahrungen; sie schicken die Patienten wahl- und quallos bald in dieses, bald in jenes Bad, ohne sich wenigstens die Prinzipien zu eigen zu machen, welche man in bezug auf die Indikation bisher empirisch herausgefunden hat. Dasselbe gilt auch hinsichtlich der Wiederholung der Badekuren. Es gibt Badekuren, die man mit Vorteil mehrmals wiederholen kann, andere wieder, die das zweite Mal fast keine Wirkung mehr haben. Andere wiederum wirken sehr gut das zweite Mal, wenn das Jahr vorher ein anderes Bad verordnet worden war, während sich wieder andere nach dem Vorausgang eines bestimmten Bades im Vorjahre besonders ungünstig auswirken. Das alles sollte man wissen, um mit Erfolg Badekuren verordnen zu können.

Bevor wir auf die Indikationsstellung eingehen, möchte ich aber noch eine weitere Beobachtung anführen, welche zeigt, wie wenig die chemische Zusammensetzung des Bades auf seinen therapeutischen Effekt schließen läßt, und die damit einen weiteren Beweis für meine Behauptung darstellt, daß wir die eigentlichen therapeutischen Faktoren, die in den Wässern enthalten sind, noch nicht kennen.

In einem Rheumaheilbad gibt es einen mit Fango (vulkanischem Schlamm) gefüllten Krater, der sich durch Zustrom von Fango aus dem Erdinnern ständig neu auffüllt. Dieser Fango, der ganz bemerkenswerte antirheumatische Eigenschaften hat, wird von 2 Badeinstituten benützt, welche beide staatlich geführt werden, so daß also keine Konkurrenz zwischen den beiden Instituten besteht. Das eine Institut liegt etwas außerhalb, das andere innerhalb der Stadt, ersteres wurde schon von den alten Römern gegründet, letzteres erst in neuerer Zeit. Um den Fango zu einem Brei anzurühren und zu erhitzen, werden nun aber 2 verschiedene Wässer benützt, die beide mit etwa $78^0$ Wärme dem Boden entquellen, die eine Quelle außerhalb der Stadt, wo das alte römische Bad liegt, die andere innerhalb der Stadt, wo man das neue Bad errichtet hat. Die chemische Zusammensetzung der beiden Wässer ist nahezu identisch, so daß Fachleute schon die Ansicht ausgesprochen haben, daß beide Wässer einer gemeinsamen Quelle entsprängen und alsdann, infolge besonderer Bodenverhältnisse, sich in zwei verschiedene Ströme teilten, um schließlich als zwei verschiedene Quellen dem Boden zu entströmen. Trotz gleichem Fango, dem weit größere Bedeutung zukommt als dem Wasser, trotz gleicher Temperatur, trotz chemisch fast gleicher Zusammensetzung und identischer Anwendungsweise haben aber die beiden Thermalinstitute sehr verschiedene Resultate zu verzeichnen. Die Wirkung des römischen Bades ist ungleich tiefgreifender und macht weniger Reaktionen, die des modernen Bades macht meist heftige Reaktionen bei oft ungenügender Nachwirkung. Einer meiner Patienten hat 2 Kuren im römischen und 2 Kuren im modernen Bade mitgemacht und zwar abwechselnd. Dabei ergab sich, daß die Wirkung der ersten Behandlung im römischen Bad ausgezeichnet war, hingegen brachte die zweite Kur im modernen Bad im nächsten Jahr eine heftige Verschlimmerung ohne nachherige Besserung, die dritte Kur im römischen Bade war wieder von einer beachtlichen Besserung gefolgt, aber die vierte Kur im modernen Bade verlief wieder wie die zweite, d. h. sie war gefolgt von heftigen Reaktionen ohne nachfolgende Besserung. Der Verlauf der 4 Kuren zeigte also bei diesem Patienten deutlich eine Verschlimmerung durch die eine, aber eine Besserung durch die andere Therme, dies bei Fango gleicher Provenienz und bei zwar verschiedenen, aber chemisch nahezu identischen Wässern. Daraus ergibt sich ein weiteres Indiz für die Ansicht, daß die chemische Zusammensetzung des Wassers nur von untergeordneter Bedeutung ist, daß aber weitere uns bisher noch unbekannte Faktoren des Wassers eine entscheidende Rollen spielen.

Wir können nicht beweisen, welcher Art diese unbekannten Faktoren sind, alles spricht aber dafür, daß sie energetischer Natur sein müssen, d. h. ihrem Wesen nach verwandt mit der in den homöopathischen Hochpotenzen wirksamen Energie. Es ist auch ziemlich sicher, daß die Quelle und der Fango um so kräftiger wirken, aus je größerer Tiefe sie stammen. In der Tiefe der Erdrinde scheinen also diese Heilfaktoren energetischer Natur zu sitzen.

Im Nachfolgenden möchte ich nun auf die einzelnen Bäder eingehen, doch kann ich naturgemäß nur einzelne Thermen aus einer großen Anzahl herausgreifen, nämlich nur die therapeutisch wirksamsten, die ich dazu noch in mehreren Studienreisen selbst studiert und in ihrer Wirkung an zahlreichen Patienten und an mir selbst ausprobiert habe, und zwar jede Quelle mehrmals in periodischen Intervallen.

## 2. Charakteristica und Indikation der wirksamsten Thermen

### a) Die Wildbäder

Die Wildbäder sind, wie gesagt, verhältnismäßig reine Wässer, deren Wirkung aus ihrem Mineralgehalt allein nicht erklärt werden kann. Sie wirken aber zweifellos therapeutisch. Persönliche Erfahrungen habe ich nur über das Bad Ragaz, welches besonders gut wirkt bei rheumatischen Erkrankungen nach Unfallfolgen, bei gewissen Lähmungen und bei rheumatischen Versteifungen, die wenig Schmerzen machen, d. h. wo also die entzündlichen Veränderungen abgeklungen sind oder überhaupt stets unbedeutend waren. Bei schwereren chronischen Rheumaformen hingegen scheint die Wirkung nur schwach zu sein.

### b) Die Fangobäder Italiens

Diese Bäder haben eine sehr bedeutende Wirkung auf rheumatische Erkrankungen und gehören zu den wirksamsten zusätzlichen Mitteln, welche wir neben der Homöopathie und Akupunktur zur Bekämpfung des Rheumatismus in Anwendung bringen können.

Grundsätzlich sollen sie aber n i c h t im Anfang der antirheumatischen Kur verordnet werden, sondern erst etwa im zweiten Jahr der Behandlung, nachdem die auslösenden Ursachen (Zahngranulome usw.), wenn irgend möglich, entfernt worden sind, und durch die

Homöopathie bereits eine Umstimmung und Verbesserung des konstitutionellen Bodens, in welchem der Rheumatismus wurzelt, stattgefunden hat.

Im allgemeinen verordnet man 10—15 Fangopackungen, wobei aber darauf zu achten ist, daß der Patient nach jeder 2. oder 3. Fangoapplikation einen Ruhetag einschaltet, nach jeder Behandlung mindestens 1 Stunde Bettruhe beobachtet, während der ganzen Kur und noch einige Zeit nachher möglichst der Ruhe pflegt und während der Kur eine möglichst vegetarische Diät mit viel Rohgemüse und Früchten zu sich nimmt.

Wer diese Grundsätze, insbesondere den Ruhetag, nicht beobachtet, darf sich nicht wundern, wenn der erwartete Erfolg ausbleibt. Der Ruhetag ist notwendig aus folgendem Grunde: Wer heilt? Der Organismus heilt sich stets selbst, sonst ist keine Heilung, gleich bei welcher Krankheit, möglich. Was bewirken unsere therapeutischen Maßnahmen? Sie können stets nur richtungsgebende Impulse auf den kranken Organismus ausüben, nicht auf sein materielles Zellgefüge, wie es offiziell gelehrt wird, sondern stets nur auf seine übergeordneten energetischen Zentren und Fluidströme, welche dann ihrerseits die krankhaften Zellreaktionen in solche umstellen, wie sie beim gesunden Organismus normalerweise vor sich gehen. Durch diesen nunmehr normalisierten Ablauf der Zellreaktionen werden dann die reparatorischen Vorgänge veranlaßt, welche zur Heilung führen*). Da ist es doch klar, daß der Organismus, der alle diese Prozesse ausführen muß, nicht geschwächt werden darf. Durch eine zu intensive Badekur wird er aber geschwächt, weshalb dann die Heilung verzögert oder überhaupt in Frage gestellt wird. Es besteht also immer ein Optimum bei unseren therapeutischen Maßnahmen, welches wir durch richtige Dosierung derselben zu treffen suchen müssen, während eine maximale Dosierung meist schädlich ist, indem sie die Heilvorgänge lähmt. Diese optimale Dosierung muß mit allen Mitteln erstrebt werden, was bei der Badebehandlung nur durch Einschaltung von Ruhetagen geschehen kann. Wie häufig dies geschehen muß, hängt von der Widerstandskraft des Patienten ab; in der Regel ist der oben genannte Rhythmus der empfehlenswerteste. Hat man hinreichend Zeit zur Kur, so ist es empfehlenswert, von der zweiten Hälfte der Kur ab noch größere

---

*) Bei leichten, vorübergehenden Störungen, wo die stets vorhandene Selbstheilungstendenz noch nicht zu stark geschwächt ist, braucht es, wenn überhaupt, oft nur einen geringen Anstoß, um den Organismus wieder auf die richtige Bahn zu bringen. In solchen Fällen können ganz unbedeutende, kurzwirkende Einflüsse physikalischer oder chemischer Art, aber ebenso auch Klimawechsel, bloße Ruhe, geeignete Diät den Heilungsvorgang anfachen oder unterstützen und zur Heilung ausreichend sein. Bei chronischen Krankheiten aber ist dies nur ganz selten der Fall, hier kann nur die dauerhafte Tiefenwirkung der Homöopathie und Akupunktur, evtl. unterstützt durch zusätzliche Maßnahmen zur Heilung führen. Alles kommt auf den Grad der vitalen Gleichgewichtsstörung an.

Pausen einzuschalten, also gelegentlich 2 Ruhetage oder ein Badetag abwechselnd mit einem Ruhetag.

Die Charakteristica der verschiedenen Fangobäder:

1. Acqui

Acqui liegt im Piemont, an der Strecke Alessandria — Genua. Es wird von Mailand aus am besten mit dem Postauto in 3 Std. erreicht, während man auf der Bahn meist mehrmals umsteigen muß. Es bestehen 2 Thermen, von denen das antike römische Bad, etwa 3 km außerhalb der Stadt gelegen ist, wo mehrere Hotels und Pensionen gute Unterkunft und Verpflegung bieten. Von den größeren Hotels sind am empfehlenswertesten: Hotel Eden, ruhig in einem Park gelegen, 3. Kategorie, aber sehr gut, ferner Pensione Giaccobbe (ebenfalls ruhig, etwas billiger, mit sehr guter Verpflegung); natürlich auch die großen Luxushotels, für diejenigen, die es sich leisten können.

Die Fangokur wird in einem staatlichen Badeinstitut durchgeführt, in den Luxushotels im Hotel selber. Preis der Fangobehandlung mit Bad 850.— Lire pro Sitzung. Man gebe dem Bademeister (Fanghino) jedes Mal ca. 10 % Trinkgeld, wodurch man sich aufmerksamere Behandlung zusichert, als wenn man das Trinkgeld erst am Schluß gibt.

Sobald man ankommt, begibt man sich zum Arzt, den man sich entweder in den „Terme antiche" oder in den „Terme moderne" (in der Stadt) auswählen kann.

Hat man vom Arzt die Kurverordnung erhalten, so begebe man sich sogleich in die Therme, wo man an der Kasse für die ganze Kur bezahlt und die entsprechenden Eintrittskarten bekommt. Hierauf verlange man den Direktor (direttore), der die Patienten einteilt und zur Kur vormerkt. Man teilt dann gleich die ganze Kur ein mit den notwendigen Ruhetagen und erhält auf diese Weise den gesamten Behandlungsplan mit den Tagen und Stunden, zu welchen man sich in der Therme zur Kur einzustellen hat. So erspart man Zeit, Diskussionen und Irrtümer. Man trachte danach, am frühen Morgen zur Kur vorgemerkt zu werden, also vor dem Frühstück. Dies ist aber nicht immer möglich, besonders nicht in den Monaten August und September. Wenn es nicht geht, unterlasse man Zureden und Bemerkungen, denn der Direktor macht alles nach bestem Wissen und Gewissen; man verstimmt ihn, wenn man Unmögliches verlangt, und darf sich dann nicht wundern, wenn es an Entgegenkommen später fehlt. Schließlich kann man die Kur auch später, sogar am Nachmittag machen.

Zur Kur begebe man sich in einer wollenen Combinaison, darüber Trainingshose und evtl. noch Bademantel. Man nehme ein Frottiertuch über den Kopf. Toilette zu machen, ist vollständig überflüssig, man kann herumgehen, wie man will, darauf gibt kein Mensch acht. Nach der Fangobehandlung, der sich ein Bad anschließt, ruhe man im Badezimmer oder im hierfür vorgesehenen Raum kurze Zeit (5 Min.), alsdann begebe man sich (schwitzend) gut eingehüllt ins Hotel und sofort zu Bett, wo man sich einen heißen Tee (mindestens 2 Tassen) geben läßt. Man schwitzt dann noch tüchtig, was den Kureffekt entschieden verbessert. Alsdann trockne man sich ab, ohne den Körper abzuwaschen, ziehe ein wollenes Hemd an und begebe sich zum Frühstück, oder spaziere ein wenig, wenn man die Kur später gemacht hat.

Diät: Es ist in den Hotels nicht so einfach, eine richtige Kurdiät einzuhalten, da alle auf Leckermäuler und gutes Essen eingestellt sind. In Italien sind jedoch die Hoteliers meist entgegenkommend und im Sommer und Herbst sind reichlich Gemüse und Früchte vorhanden. Man kann sich also sein Essen vernünftig zusammenstellen. Zum Mittagessen kann man ruhig das essen, was serviert wird, auch 1—1½ Glas Rotwein ist durchaus erlaubt. Zum Nachtessen hingegen meide man die meist sehr dicke Suppe (Minestrone) und nehme nur eine Auswahl der gerade vorhandenen Gemüse (verdura) sowie Früchte (frutta) als Nachtisch. Man wird meist etwas Mühe haben, das Fleisch (niente carne) abzuwehren, denn die italienischen Hoteliers halten meist darauf, den Gast „gut" zu bedienen. Man bestehe aber darauf, daß man statt Fleisch und Suppe mehrere Gemüse bekommt, was man stets bei Beginn des Essens mit dem Kellner abmachen muß, wobei darauf zu dringen ist, daß die Gemüse heiß serviert werden, weil in Italien die Gemüse meist kalt abgegeben und dann, mit Öl übergossen, verspeist werden. Als Nachtisch wähle man sich ebenfalls mehrere Früchte aus, trinke aber nur Mineralwasser, auf keinen Fall Wein. Man tut gut, mit den Hoteliers abzumachen, daß man für diese Änderung der Diät keinen Zuschlag erwartet. In der Regel verlangen sie es auch nicht, außer bei den Luxushotels, wo sie sich aber auch ohne Zuschlag zufrieden geben, wenn man es vorher abmacht.

In Italien ist man gewohnt, sehr bestimmt aufzutreten und ohne Umschweife zu verlangen, was man will. Man tue es aber freundlich und lächelnd und halte auf gute Formen. Gekleidet kann aber jeder gehen, wie es ihm paßt, und überhaupt machen, was er will. Wenn er nur die Rechnung bezahlt, so kümmert sich kein Mensch um dergleichen Dinge. Man sei nicht mißtrauisch und habe keine Angst, bestohlen zu werden, kontrolliere aber jede Rechnung genau, so wie es eben Landessitte ist; dann kommt man am besten weg.

Die Kur in Acqui verlangt 10—15 Fangoanwendungen, doch für die erste Kur genügen oft auch 10. Die Wirkung der Kur ist in den meisten Fällen ausgezeichnet, die arthritischen Prozesse kommen nach der Badereaktion für längere Zeit zum Stillstand, manchmal dauernd, insbesondere wenn es sich um rheumatische Prozesse der Extremitäten und der Wirbelsäule handelt. Die großen Gelenke, wie Schulter- und Hüftgelenk, leisten größeren Widerstand, werden aber oft auch sehr günstig beeinflußt. Es ist empfehlenwert, die Bäderbehandlung mit Acqui zu beginnen. Man erwarte aber keine Dauerheilung von der ersten Kur, sondern die Bäderbehandlung muß mindestens 3 Jahre lang durchgeführt werden, und zwar je eine Kur pro Jahr. Die Sommermonate sind hierfür am geeignetsten und garantieren auch den besten Kurerfolg, während im Spätherbst, Winter und im ersten Frühling die Kurerfolge erfahrungsgemäß nicht so intensiv sind. Während der Kur bade man niemals im Hotel und wasche sich auch den Körper nicht, sondern am Morgen nur das Gesicht, denn jedes andere Wasser (insbesondere kaltes) schwächt die Wirkung der Badekur ab (vielleicht durch Beeinflussung der Hautdurchblutung). Man wird ja auch ohnehin genug gebadet, so daß sich weitere Maßnahmen dieser Art erübrigen.

In Acqui erhält man alle Auskünfte durch die: Azienda di Cura, Acqui (Piemonte), Italia, wohin man sich auch in deutscher oder französischer Sprache wenden kann.

Der von Mailand kommende Autobus hält in der Stadt Acqui, doch steige man erst in den „Terme antiche" aus, also etwa 2 km nach Acqui, wo man inmitten der Thermalanlagen und des Hotelkomplexes ist. Wer mit dem Auto kommt, fährt Mailand — Alessandria — Acqui oder vom Wallis her über den Großen St. Bernhard — Chiasso — Alessandria — Acqui, was bedeutend näher ist als über den Simplon.

### 2. Battaglia-Terme

Battaglia ist eine kleine Provinzstadt und gehört zum sog. euganaeischen Becken. Letzteres wird umsäumt von den euganaeischen Hügeln (Colli euganei). Das ganze Gebiet ist vulkanisch und enthält zahlreiche alte, erloschene Krater, aus welchen aber noch Schlamm aus dem Erdinnern an die Oberfläche quillt. Es scheint, daß ganz allgemein Mineralien, welche aus dem Erdinnern kommen, einen thera peutischen Faktor enthalten, der auf das Lebensprinzip des Menschen regularisierend einwirkt und vorzüglich einen entzündungshemmenden sowie einen allergieherabsetzenden Einfluß hat. Dieser Einfluß ist aber nicht einfach ein palliativer wie die antiphlogistische Therapie der Schule, sondern die Entzündung geht dadurch zurück, daß die Erzeugung der toxischen, entzündungserzeugenden Stoffwechselprodukte vermindert wird.

Die Thermen von Battaglia waren schon im Altertum bekannt und wurden wie Acqui von den alten Römern eifrig benützt. Die Organisation der Thermen von Battaglia war im Anfang unseres Jahrhunderts nicht sehr glücklich, der Kurbetrieb ging infolge mannigfacher Mängel stetig zurück, bis dann vor einigen Jahren die italienische Sozialversicherung den ganzen Thermenkomplex aufkaufte, die alten

Gebäude abbrach und neue Bauten errichtete. Das heutige Hauptgebäude besteht aus Krankenhaus mit Thermalbad und einer radioaktiven Grotte, in welcher man während eines Aufenthalts von ca. 20 Min. die emanationshaltige Luft einatmet. Dieses Krankenhaus ist ausschließlich für versicherte Italiener reserviert und für Fremde nicht zugänglich. Hingegen hat die italienische Sozialversicherung neben diesem Krankenhaus noch ein weiteres Thermalbad gebaut, das für jedermann zugänglich ist; dies gilt auch für die Grotte.

Wer in Battaglia eine Kur machen will, bestellt sich ein Hotelzimmer (Pensione Primavera, Albergo delle Terme zu empfehlen), begibt sich dann ins Krankenhaus, wo er vom Versicherungsarzt untersucht wird und die Kurerlaubnis mit Vorschrift erhält. Alsdann meldet er sich im Thermalbad für Nichtversicherte zur Kur an.

Battaglia wird erreicht über Padua. Dort besteigt man den Personenzug nach Bologna, welcher in etwa 10 Min. nach Battaglia führt. Es geht auch ein Autobus von Padua nach Battaglia etwa jede ½ Stunde, doch fährt er nicht vom Bahnhof ab.

Battaglia ist außerordentlich billig, sowohl die Kur als auch die Hotels. Die Kur ist von großer Wirksamkeit bei fast allen Formen von Rheumatismus. Sie wird so durchgeführt, daß man nach je 2 oder 3 Fangobehandlungen eine Behandlung in der Grotte einschiebt, welche sehr wirksam ist. Doch soll man nicht übertreiben. Grundsätzlich gilt das gleiche wie für Acqui, d. h. ein Ruhetag nach je 3 Behandlungen ist eine absolute Notwendigkeit.

Battaglia eignet sich besonders als Kur für das zweite Jahr, d. h. wenn man im Vorjahr eine Kur in Acqui gemacht hat. Es zeigt sich nämlich, daß die Wiederholung der Kur in Acqui häufig eine ungenügende Wirkung hat. Macht man aber eine Zwischenkur in Battaglia, so kann man das dritte Jahr wieder nach Acqui gehen, welches dann wieder ausgezeichnet wirkt.

Leider ist Battaglia stets sehr überfüllt. Das Thermalbad kann sich zwar in bezug auf seine Einrichtung durchaus mit demjenigen von Acqui messen, doch ist die Organisation wesentlich weniger straff, so daß die Patienten manchmal stundenlang warten müssen, bis sie dran kommen, obwohl im Hochsommer durchgehend Tag- und Nacht-Betrieb ist. Auch die Notwendigkeit, evtl. mitten in der Nacht zur Kur erscheinen zu müssen, ist nicht gerade angenehm.

Wer aber eine sonst unheilbare Krankheit loswerden will, also z. B. seinen chronischen Rheumatismus, der muß halt in den sauren Apfel beißen und sich einmal in seinem Leben während 14 Tagen nicht daran stoßen, wenn er lange im Warteraum auf seine Zulassung warten muß.

Für die Kleidung und die nähere Durchführung der Kur gilt das gleiche wie in Acqui: vernünftige Diät, wollene Kleider, viel Ruhe, Ausschwitzen nach der Behandlung im Bett, keine kalten Waschungen usw.

In der Umgebung von Battaglia gibt es ganz interessante Sachen zu sehen, zunächst Padua, dann Venedig, ferner Chioggia, von wo aus man mit dem Lagunendampfer nach Venedig fahren kann, dann das Weindorf Arqua Petrarca, ferner ein Karthäuserkloster. Es bestehen Autobus- oder Bahnverbindungen nach allen diesen Orten, welche man zur Ausfüllung der Ruhetage besuchen kann.

Im euganaeischen Becken liegen noch zwei weitere Rheumabäder: Montegrotto und das bekannte Abano. Die dortigen Hoteliers und Kurverwaltungen sind sehr rührig und haben schöne Thermalstationen geschaffen, wo für alle Bequemlichkeiten und auch für Unterhaltung der Gäste gesorgt ist. Leider scheint aber der dortige Fango weniger wirksam zu sein, jedenfalls habe ich bei meinen Patienten, die an hartnäckigeren Rheumaformen litten und dort Kuren machten, weniger befriedigende Resultate gesehen. Eine radioaktive Grotte gibt es dort nicht, in Ermangelung derselben wurde in Abano eine Höhle ausgegraben, welche mit elektrischen Glühlampen geheizt wird und wo der Patient dann tüchtig schwitzt. Viele meinen, es sei dies dasselbe wie in Battaglia, aber, wie bereits erwähnt, das Schwitzen nützt nichts, sobald der Rheumatismus chronisch geworden ist.

Häufig wird in weniger aktiven Fangothermen auch durch ausgedehnte Ganzpackungen und durch Auflegen von besonders heißem Fango eine stärkere Wirkung erstrebt. Dies ist jedoch absolut zu verwerfen, weil eine zu ausgedehnte Fangopackung zu sehr schwächt und außerdem die zu starke Erhitzung der Gelenke eher schädlich ist, indem sie Exazerbationen hervorrufen kann. So habe ich nach solchen forcierten Kuren schon öfters ganz erhebliche Verschlimmerungen beobachtet, die monatelang anhielten und nicht von einer Besserung, sondern von einer Wendung zum Schlimmeren gefolgt waren. Man sei daher vorsichtig, befolge den Rat eines erfahrenen Arztes und nehme lieber einige Unbequemlichkeiten in Kauf, wie dies in Battaglia leider nicht zu umgehen ist, um dabei gesundheitlich einen Nutzen zu haben, statt auf Unterhaltung zu sehen und dadurch den Erfolg zu beeinträchtigen oder gar Schaden zu leiden.

### 3. Ischia

Ischia (sprich: Iskia) ist eine im Golf von Neapel gelegene Insel (etwas größer als Capri), die einen großen Reichtum von Quellen aller Art aufweist. Dies geht soweit, daß die Ischianer infolge zu großer Menge mineralischen Wassers, das bei dauerndem Hausgebrauch schädlich sein kann, das Regenwasser sammeln müssen, um für Kochzwecke Wasser zu haben. In neuester Zeit ist nun mit ungeheurem Kostenaufwand eine Wasserleitung aus dem Apennin bis nach Ischia erstellt worden, welche endlich den im mineralischen und radioaktiven Wasser ertrinkenden Ischianern einwandfreies Trinkwasser zuführt.

Es bestehen dort zahlreiche erloschene Krater, die aber als solche kaum mehr erkennbar sind. Doch enthält die in jenen Kraterbezirken abgelagerte Erde einen hohen Prozentsatz an vulkanischem Schlamm, der allerdings nur eine mäßige Wirkung entfaltet, offenbar weil er schon seit zu langer Zeit nicht mehr im Kontakt mit dem Erdinnern gewesen ist. Hingegen findet sich im oberen Teil des Monte Epomeo (789 m) ein noch schwach aktiver Krater, der einen mineralischen Schlamm herausbefördert, welcher eine außerordentliche Heilwirkung auf rheumatische Affektionen besitzt, besonders wenn er gleichzeitig mit einem geeigneten Badewasser kombiniert wird.

In Ischia befinden sich etwa 30 Badeetablissements. Die luxuriös ausgestatteten sind an der Nordküste gelegen, wo auch die bekanntesten Fremdenplätze sich befinden, also in Porto d'Ischia, Casamicciola und Lacco Ameno. Diese Thermen verwenden aber ausschließlich den Schlamm aus den erloschenen Kratern, und ich muß sagen, daß mich die Resultate in diesen Thermen nur mäßig befriedigt haben, soweit ich dies auf Grund der Erfahrungen an meinen Patienten beurteilen kann.

Hingegen gibt es an der Westküste (Forio) kleinere Thermen, welche den Fango aus dem Krater des Epomeo verwenden und therapeutisch maximale Resultate erzielen*).

Die erste Kur ist meist allerdings nur von mäßiger Wirkung. Wiederholt man sie aber in jährlichen Intervallen dreimal, so wird in den meisten Fällen, wenigstens bei homöopathisch vorbehandelten und während dieser Zeit weiterbehandelten Kranken, eine nahezu vollkommene Heilung erzielt. Die Kur wird in gleicher Weise wie in Acqui durchgeführt, außer daß der Schlamm nach dem Auflegen während 20 Min. kräftig einmassiert wird. Hierauf läßt man ihn 20 Minuten lang wirken, worauf das Bad folgt. Man bestehe darauf, daß kräftig und tiefgreifend massiert wird, was die Wirkung ungemein erhöht.

In Citara existiert auch noch eine Quelle, die ebenfalls gute Resultate bei Rheumatismus buchen kann, ferner liegen in St. Angelo an der Südküste die berühmten „Cava scura", d. h. Felshöhlen, in welchen Badewannen ausgemeißelt wurden, worin dann das hier als Quelle hervorsprudelnde, nahezu siedende, radioaktive Wasser eingelassen und nach Abkühlung auf die richtige Badetemperatur zum Bade benützt wird. Die Wirkung dieser letzteren Quelle ist ausgezeichnet, sie eignet sich aber am besten als Nachkur für diejenigen, die nach der dreijährigen Fangokur noch ein Weiteres für ihr Leiden tun wollen und Rückfällen vorbeugen möchten. 10 bis 12 Bäder, immer mit einem Ruhetag nach 2—3 Bädern, genügen für eine Kur. Leider sind diese letzteren Thermen etwas mühsam zu errei-

*) Ich möchte sehr bitten, Anfragen an mich in bezug auf diese Thermen zu unterlassen, weil ich diese wegen Zeitmangels nicht befriedigen könnte. Man wende sich an die dortigen Ärzte, z. B. an Dr. d'ABUNDO, Forio.

chen. St. Angelo selbst ist sehr heiß und als Aufenthalt im Sommer deswegen weniger zu empfehlen. Man nimmt daher besser in Forio Aufenthalt und fährt mit dem Postauto oder dem Privatwagen auf guter asphaltierter Straße in ca. 20 Min. nach St. Angelo. Von dort kann man mit einem Motorboot für 100 Lire in nächste Nähe der Therme fahren, außer bei hohem Seegang. Man kann die Therme auch zu Fuß von St. Angelo erreichen in einem sehr schönen 30 bis 40 Min. erfordernden Spaziergang.

Ischia wird entweder von Neapel aus mit dem Schiff in 1½ Stunden erreicht oder aber auch von Pozzuoli aus in der gleichen Fahrzeit, obwohl die Strecke kürzer und das Meer dort ruhiger ist. Die auf der letzteren Strecke verkehrenden Schiffe sind zwar langsamer und kleiner, aber bei stark bewegtem Meer ist diese Linie vorzuziehen, zumal auch häufigere Fahrmöglichkeiten bestehen (etwa 6 bis 8 pro Tag). Der Fahrpreis beträgt auch nur etwa die Hälfte gegenüber der Fahrt von Neapel aus. Man erreicht Pozzuoli, das ca. 15 km nördlich von Neapel am Meer liegt, mit dem Auto von Rom aus über Terracina, Formia oder von Neapel aus mit einer elektrischen Bahn (alle 20 Min. ein Zug von der „Stazione Cumana" aus). Benützt man den Zug nach Neapel, so nimmt man den „Metro" am Hauptbahnhof in Neapel bis nach Mergellina, wo man in die Ferrovia Cumana umsteigt, die den Reisenden dann nach Pozzuoli bringt, ohne daß er den Schienenweg verlassen muß. Es ist nötig, dies zu wissen, weil für die Züge, die am späten Nachmittag in Neapel ankommen, häufig nach Ischia keine Verbindung mehr von Neapel aus besteht, wohl aber von Pozzuoli aus.

Von Pozzuoli führen auch 3 Autofähren nach Ischia. Der offizielle Preis beträgt je nach Größe des Wagens 8000 bis 14 000 Lire hin und zurück, doch kann man an Tagen, wo nicht viel Verkehr ist, den Preis auf die Hälfte und noch weniger hinunterhandeln. An verkehrsreichen Tagen, speziell an den letzten Juli- und ersten Augusttagen, ist hingegen nichts zu feilschen, im Gegenteil, man muß dann noch ein Trinkgeld geben, um überhaupt mitgenommen zu werden. Es ist von einem Übersetzen an diesen Tagen daher abzuraten.

In Ischia gibt es zahlreiche Hotels, man kann sich den Hotelprospekt vom „Ufficio di Turismo" in Porto d'Ischia (Provinzia di Napoli, Italia) kommen lassen. Es sind darin alle Hotels und Pensionen der Insel Ischia enthalten mit den Preisangaben. Ferner gibt es überall in Ischia Villen, möblierte Wohnungen und möblierte Zimmer*) in großer Zahl, doch muß man dieselben meist schon im Frühling mieten, da der Andrang groß ist. Ischia hat auch z. T. sehr schöne Badestrände, doch darf derjenige, der die Kur macht, **unter keinen Umständen Meerbäder** nehmen, weil diese den Kureffekt vollständig zunichte machen.

---

*) Auskünfte: G. Trofa, Geometro, Via San Vito, Forio d'Ischia.

Es mag manchem Leser etwas kompliziert erscheinen, eine Kur in Ischia zu machen. Doch ist zu sagen, daß man heute ab Zürich z. B. in 14—15 Std. nach Neapel fährt (Fahrpreis hin und zurück frs. 110.—), daß ferner zwei Nachtzüge mit Liegewagen bestehen, so daß also die Reise bequem, fast ohne Zeitverlust und zu einem Preise gemacht werden kann, der nur wenig höher ist im Vergleich zu den üblichen Reisekosten, die bei jedem Ferienaufenthalt in Kauf genommen werden müssen. Wer es sich leisten kann, mag das Flugzeug benützen, indem er mit dem Zug bis Galarate fährt (Flugplatz von Mailand), von wo ihn die Alitalia in 1¾ Std. nach Neapel bringt und, sofern er es wünscht, vom Flugplatz Neapel aus in 15 Min. per Helikopter nach Ischia für 21 frs. Die obige Kombination, d. h. bis Galarate den Zug zu benützen und dann das Flugzeug, ist sehr praktisch und verhältnismäßig preisgünstig. Benützt man das Flugzeug von einer deutschen oder schweizerischen Stadt aus, so muß man meist in Rom umsteigen, was mit 2—3stündigem Zeitverlust verbunden ist und bedeutend teurer zu stehen kommt, so daß es sich also mindestens von der Schweiz aus sehr empfiehlt, bis Galarate den Zug zu benützen und erst von hier aus das Flugzeug. Wie dem auch sei und was für eine Reiseart der Kurbedürftige wähle, — er möge sich an der großen Distanz nicht stoßen, denn der Zeitverlust ist gering und die Mehrkosten ebenfalls. Um aber ein sonst unheilbares Leiden loszuwerden, das sich mit den Jahren immer mehr verschlimmert und schließlich zur Invalidität führen kann, wird jeder Vernünftige sich zu einem Opfer entschließen, sofern ihm dies überhaupt möglich ist. Wichtig ist aber, daß man sich *beizeiten* dazu entschließt, denn sind erst Ankylosen und Knorpelzerstörungen da, dann nützt alles nichts mehr, weil dann nur noch Krankheits*folgen* vorliegen mit allen Nachteilen, die solche mit sich bringen. Es ist klar, daß nicht alle Fälle einer Badekur bedürfen; viele bringen wir mit der Homöopathie allein zur Heilung, manche mit Unterstützung der Akupunktur. Aber wo bereits seit längerer Zeit toxische Niederschläge in den Gelenken bestehen, verbunden mit chronischer, seit Jahren bestehender Entzündung, da sind diese zusätzlichen Methoden von großem Werte, ja oft unerläßlich.

## 3. Die Kurmittel des Gasteiner Tales

Von Dr. med. O. Henn (Innsbruck-Badgastein)

Die theoretische Erklärung der therapeutischen Wirksamkeit der Kurmittel des Gasteiner Tales ergibt manche Beziehungen zur klassischen Homöopathie. Einmal sind es die im radioaktiven Thermalwasser vorhandenen Spurenelemente wie Fluor, Antimon, Arsen, Barium, Beryllium, Blei, Chrom, Gallium, Germanium, Kupfer, Lithium, Molybdän, Rubidium, Silber, Strontium, Thorium, Titan, Uran, Vanadium, Wismut, Ytterbium, Zink, Zinn und Zirkonium, Bor, Eisen, Mangan, die z. T. in so geringer Menge vorkommen, daß sie in den Größenbereich der homöopathischen Dosierungen fallen, zum anderen ist es die der Radioaktivität zugrunde liegende Alphastrahlung der Radium-Emanation. Diese bewirkt im Gegensatz zu Gamma- und Röntgenstrahlen eine ausgesprochene Schwach- oder Minimalstrahlung, die nur Bruchteile einer Röntgeneinheit beträgt und trotzdem bei Mensch, Tier und Pflanze, wie an zahlreichen Experimenten bewiesen, eindeutige Heil- oder anderweitige biologische Effekte bewirkt.

Das Hauptkurmittel Gasteins sind seine Thermalbäder. Die gebräuchlichsten Temperaturen für das Bad liegen zwischen $32^0$ und $39^0$ C, wobei die Badedauer je nach Erkrankung, Konstitution und Kreislaufverhältnissen zwischen 10—30 Min. variiert wird. Die Zahl der Bäder soll erfahrungsgemäß 17—21 betragen. Da bei einem Teil der Patienten nach einigen Bädern Reaktionen auftreten, müssen bei diesen Ruhetage eingeschaltet werden. Die normale Kurdauer beträgt daher 24—28 Tage, soll jedoch bei schweren Fällen oder sehr labilen Patienten auf 5—6 Wochen ausgedehnt werden.

Eine oft gebrauchte Unterstützung der Kur bildet das Natur-Dunstbad. Dieses stellt ein natürliches radioaktives Warmluftemanatorium dar, in dem der aus den Thermalquellen aufsteigende Quelldunst entweder eingeatmet oder für Umspülungen erkrankter Gliedmaßen verwendet werden kann.

Im Natur-Dunstbad wurde vor einigen Jahren eine nach modernsten Gesichtspunkten errichtete Mundspülanlage in Betrieb genommen, die sich besonders zur Paradentosebehandlung und infolge des Fluorgehaltes des Thermalwassers für die Cariesprophylaxe eignet.

Eine besondere Bereicherung haben die Therapiemöglichkeiten durch die Errichtung einer Unterwasser-Therapiestation erfahren. Besteht doch hier die Möglichkeit, die Wirksamkeit des Thermalwassers mit allen Anforderungen der modernen Bewegungstherapie zu verbinden. Die Unterwassertherapie stellt ein wirkungsvolles Behandlungsmittel bei Erkrankungen des Bewegungsapparates dar, wobei aktive und passive Übungen unter Wasser vorgenommen werden, welche durch eine Massage mit dem Wasserstrahl oder durch die Hand des Masseurs ergänzt werden können. Da Radium-Emanation spezifisch schmerzstillend wirkt, sind auch dadurch weitgehende Besserungen der Beweglichkeit von geschädigten Gelenken noch möglich.

Zu diesen altbewährten Kurmitteln des Gasteiner Tales ist in den letzten Jahren ein neues hinzugetreten, das vom Forschungsinstitut Gastein der Österreichischen Akademie der Wissenschaften und unter Mitwirkung der Medizinischen Universitätsklinik Innsbruck entwickelt wurde: die Thermalstollenkur bei Böckstein. Dieser Thermalstollen ist charakterisiert durch den Gehalt von Radium-Emanation, durch eine allmählich bis auf $42^0$ C ansteigende Temperatur und durch eine hohe relative Feuchtigkeit. Es handelt sich also um ein natürliches Radoninhalatorium, in dem auch, je nach Lage des Falles, Hyperthermiebehandlungen vorgenommen werden können. Die Durchführung letzterer ist im Vergleich zu anderen Hyperthermieverfahren besonders schonend, da eine ausreichende und allmähliche Akklimatisation möglich ist und Radium-Emanation, wie ausgedehnte Versuche ergeben haben, auf den Kreislauf vagotrop einwirkt. Die Überwärmungsbehandlung wird daher auch von Kranken mit bereits geschädigtem Kreislauf gut vertragen, sofern letzterer kompensiert ist. Im allgemeinen werden 10 bis 15 Einfahrten in den Stollen, in der Woche 3, verordnet, so daß eine Kur 4—5 Wochen dauert. Jede Einfahrt wird von einem, die Patienten überwachenden Arzt begleitet.

Selbstverständlich können und werden auch die Gasteiner Therapiemittel untereinander kombiniert bzw. durch die jeweils zweckmäßigste Methode ergänzt. Die jeweilige Kur wird von einem ortsansässigen und mit den ortsgebundenen Kurmitteln vertrauten Kurarzt überwacht.

Indikation für die Gasteiner Kurmittel (aufgestellt vom Forschungsinstitut Gastein der „Österreichischen Akademie der Wissenschaften", von der Med. Univ.-Klinik Innsbruck und der Gasteiner Ärzteschaft):

1. Der rheumatische Formenkreis:
   a) Entzündlicher Rheumatismus
      Primär chronische Polyarthritis rheumatica
      Sekundär chronische Polyarthritis rheumatica
      Spondylitis ankylopoetica (M. Bechterew)
   b) Degenerativer Rheumatismus
      Arthrosen (Arthropathia deformans) der Exremitätengelenke
      Spondylopathien (Osteochondrose, Spondylose, Spondylarthrose) und Wirbelsäulensyndrome
      Weichteilrheumatismus (Muskeln, Nerven, Sehnen, Bänder)
   c) Kollagenkrankheiten
      Sklerodermie
2. Nicht rheumatische Erkrankungen des Bewegungsapparates:
   Restzustände nach Lähmungen (Trauma, Poliomyelitis)
   Zustände nach verschiedenen Verletzungen (Frakturen, Luxationen, Distorsionen)
   Osteoporose
3. Gefäßerkrankungen
   Angioorganopathien (oblit. Arteriosklerose)
   Angioneuropathien (Raynaud)
4. Störungen inkretorischer Organe
   Störungen der Fertilität und Potenz

5. Stoffwechselerkrankungen
   Gicht
   Urolithiasis
6. Mundhöhlenerkrankungen
   Paradentose
7. Altersbeschwerden

Für die Stollenbehandlung kommen noch hinzu:
gewisse Formen allergischer Erkrankungen (Asthma bronchiale, Ekzeme allergischer Genese, Urticaria, Heuschnupfen u. a.)

Kontraindikationen:

Akute Erkrankungen einschließlich rheumatischer Schübe
Bösartige Neubildungen
Coronarerkrankungen mit Arbeitsstenocardie
Ruheinsuffizienz des Herzens
Dekompensierte Hypertonie (Linksherz- und Niereninsuffizienz)
Psychosen

# IX.

## Zusammenfassung

Der Rheumatismus ist eine Toxikose; er kommt durch Einwirkung von Toxinen verschiedenster Provenienz auf die verschiedensten Organe zustande, vor allem aber auf Nerven, Muskeln, Sehnenansätze, Sehnenscheiden, Ligamente, Synovia und Gelenkknorpel. Allergische Phänomene und Gleichgewichtsstörungen zwischen den innersekretorischen Drüsen, die gleichfalls durch die Toxine herbeigeführt worden sind, spielen dabei ebenfalls eine Rolle. Gelegentlich sind die erkrankten Organe direkt bakteriell infiziert, man spricht dann von einer Infektarthritis. Manchmal dominieren entzündliche Prozesse (Arthritis), manchmal degenerative, was die Schulmedizin dann als Arthrose bezeichnet*).

Die Schulmedizin besitzt gegen den Rheumatismus vor allem *Analgetica,* ferner benützt sie zur Therapie: *Goldsalze, Cortison* und noch einige andere Produkte, die meist jod- oder schwefelhaltig sind. Die Analgetica wirken nur palliativ, die *Goldsalze* schädigen die Leber und blockieren das reticulo-endotheliale System, das *Cortison* bringt die Nebenniere zur Atrophie, während die jod- und schwefelhaltigen Produkte auf Grund höchst unsicherer Voraussetzungen von den Chemikern ersonnen worden sind und inkonstante, unsichere und, wenn überhaupt, nur vorübergende Besserung bringen. Eine zielbewußte und erfolgreiche Therapie läßt sich nach schulmedizinischem Schema nicht durchführen, was übrigens auch offiziell ohne weiteres zugegeben wird.

Der Rheumatismus kann aber geheilt werden, und zwar dauernd, oder es können doch Resultate erzielt werden, welche einer Heilung praktisch gleichkommen, Bedingung der Heilung ist hinreichend frühzeitiges Einsetzen der zweckmäßigen Therapie, d. h. bevor irreversible Gelenkveränderungen eingetreten sind (Ankylosen usw.), was ja selbstverständlich ist. Das will zeitlich nicht viel besagen, weil bei gewissen Patienten solche irreversiblen Gelenkveränderungen schon nach kurzer Zeit, bei anderen erst nach jahre- oder jahrzehntelanger Dauer der Krankheit eintreten.

Die Therapie der Wahl ist die Homöopathie, evtl. verbunden mit Akupunktur und in gewissen Fällen mit der Balneotherapie. Zunächst sind aber die auslösenden Ursachen zu beseitigen, als welche fast ausschließlich die devitalisierten Zähne zu betrachten sind, gleichgültig ob sie im Röntgenbild Granulome aufweisen oder

*) Arthrosen durch mechanische und statische Ursachen fallen nicht unter den Begriff des Rheumatismus.

nicht. Die anderen Foci sind weniger wichtig zu nehmen, meist heilen sie unter homöopathischer Behandlung von selbst aus. Die Akupunktur dient hauptsächlich der Schmerzbekämpfung, die Balneotherapie mobilisiert die in den befallenen Organen deponierten Giftstoffe und unterstützt so die homöopathische Behandlung. Die Bäderbehandlung soll jedoch niemals am Anfang angewandt werden, solange die Toxinproduktion im Körper noch im Gange ist, sondern erst am Schluß, wenn letztere aufgehört hat. Jedenfalls soll man erst im zweiten Jahr der Behandlung zu den Bädern raten, welche, nach richtiger Indikationsstellung, gemäß vorgeschriebenem Turnus und stets unter Beobachtung der notwendigen Ruhetage verordnet werden müssen. Die Bäder spielen die Rolle einer „Politur", sie beseitigen hauptsächlich die Folgen des Rheumatismus, nicht aber dessen Ursache, was vor allem die Homöopathie zu leisten vermag.

Befolgt man die im vorliegenden Buche gegebenen Anweisungen und ist man in der Lage, sie richtig anzuwenden, was einiger Erfahrung bedarf, so kann die Mehrzahl der Rheumatiker praktisch geheilt werden, sofern sie sich der Behandlung mit der nötigen Ausdauer unterziehen.

# X.

## Arzneimittelverzeichnis

# Weitere Literatur von A. VOEGELI:

## Heilkunst in neuer Sicht

Ein Praxisbuch

4. Auflage 1981, 300 Seiten, kart. mit 2farb. Umschlag, DM 40,–.

## Das ABC der Gesundheit

6. Auflage 1981, II/91 Seiten, 1 Fragebogen, kart. mit 2farb. Umschlag, DM 14,–.

## Die korrekte homöopathische Behandlung in der täglichen Praxis

Mit Repertorium

6. Auflage 1981, 100 Seiten, kart mit 2farb. Umschlag, ca. DM 14,–.

## Die Kreislauferkrankungen

(Herz, Gefäße und Systemerkrankungen)

2. Auflage 1978, 188 Seiten, kart. mit 2farb. Umschlag, DM 36,–.

## Repertorisationsbogen

8. Auflage 1980, DIN A 3, 10 Stück DM 3,50 (Staffelpreise auf Anfrage).

## Diagnostischer Erhebungsbogen

8. Auflage 1981, 4seitig, DIN A 4,
50 Stück DM 25,– (Staffelpreise auf Anfrage).

## Fragebogen zur homöopathischen Behandlung

6. Nachdruck 1981, 8seitig, DIN A 4,
pro Stück DM 1,– (Staffelpreise auf Anfrage).

# Neu! Jetzt auch wieder lieferbar:

## Homöopathische Therapie der Kinderkrankheiten

2. Auflage 1981, 346 Seiten, 258 Tabellenseiten, kart., DM 48,–.

## Das Asthma und seine Behandlung

2. Auflage 1981, 79 Seiten, kart., DM 18,–.

## Magen-, Leber- und Galle-Erkrankungen

2. Auflage 1981, 232 Seiten, 120 Tabellenseiten, kart., DM 27,–.